"당신은 자연의 가장 아름다운 창조물인 '척추'의 주인이다.
이것은 매우 다양한 기능과 가치를 지니고 있다."

- 데보라 캐플란

알렉산더 테크닉 척추 건강 회복법

1판 1쇄 발행일 | 2016년 12월 15일
1판 3쇄 발행일 | 2020년 7월 6일

지은이	데보라 캐플란
옮긴이	최현묵, 백희숙, 박세관
펴낸이	권미경
펴낸곳	무지개다리너머
주소	서울시 은평구 응암로 310 파인빌딩 501호
전화	02-357-5768
팩스	0504-367-7201
이메일	beyondbook7@gmail.com
블로그	blog.naver.com/brbbook
페이스북	facebook.com/brbbook
인스타그램	instagram.com/beyondbook
등록번호	제25100-2016-000014호(2016. 2. 4.)
ISBN	979-11-956821-2-6 03510

이 도서의 국립중앙도서관 출판사도서목록(CIP)은 서지정보유통지원시스템 홈페이지
(http://seoji.nl.go.kr)와 국가자료공동목록시스템(http://www.nl.go.kr/kolisnet)에서
이용하실 수 있습니다.(CIP제어번호: CIP2016029323)

알렉산더 테크닉
척추 건강 회복법

데보라 캐플란 지음

최현묵, 백희숙, 박세관 옮김

무지개다리너머

차 례

11장 척추를 위한 치유 운동 171

역자 서문

알렉산더 테크닉 분야의 거장이신 데보라 캐플랜의 유일한 저서를 국내에 소개하는 것은 큰 영광이 아닐 수 없습니다.

그녀가 세상에 남기고 간 이 한 권의 책을 통해 “내 몸을 내가 왜 모르는가?”라는 근본적인 질문을 스스로에게 던지게 됩니다. 그녀는 간결하고 명료한 문체로 우리를 몸의 세계로 한걸음 더 깊숙이 인도합니다.

알렉산더 테크닉은 몸과 교감함으로써 자연에 대한 경외의 마음을 갖게 합니다. 결국, 답은 자기 자신에게 있는 것이고, 자연의 이치대로 몸과 마음을 사용하면 되는 것입니다. 누구나 고통으로부터 배우게 되며, 스스로 치유하고 다시 사랑하는 삶의 과정이 주어지고 있는 것입니다.

알렉산더 테크닉은 평범한 일상 속에서 몸과 마음을 관찰하고 자각하면서 삶의 진리를 경험케 합니다. 이것은 결코 복잡하거나 어려워서는 안 됩니다. 쉽게 전달되고 모든 분야에 적용하여 효과를 얻게 되는 것입니다.

이 책을 번역서로 선정한 이유는 가장 실용적이고 쉽게 전달되는 수작이기 때문입니다.

역자로서 오해의 여지가 있는 내용에 대해서는 주석을 달아 보충 설명을 해두었습니다.

본서를 통해 국내 의료 분야에 알렉산더 테크닉이 얼마나 보완적 가치가 있는지 알릴 수 있는 단초가 되길 바랍니다.

최현묵, 백희숙, 박세관

추천의 글

척추와 관련된 문제들은 환자와 의사 모두에게 절망스러운 일이 되곤 한다. 의사는 특정 질환에 대한 증상과 증후를 진단한 후에 치료하도록 훈련을 받는다. 그러나 만성 통증의 경우 그 원인을 정확히 진단하는 것이 거의 불가능하고 치료와 성공률도 낮다. 환자는 점차 진통제에 의존하게 되며 좌절과 우울증에 빠진다. 의사는 치료가 잘 안 되는 환자에 대해서는 인내심을 잃게 된다. 만성 통증클리닉을 찾는 환자들의 90%는 척추 통증 때문에 온다.

척추 통증의 영향력은 의사와 환자만의 문제가 아닌 사회적인 문제로 대두되고 있다. 의료 비용과 장기 결근에 의한 손실은 매년 수십억 불이라는 대가를 치루고 있다. 그렇다, 수십억 불이나 된다(한화로 조 단위). 특히 중년의 직장인들에게는 가장 비싼 치료비를 내야 하는 질환이다.

더욱 심각한 것은 환자들의 수가 줄어들기는커녕 점점 늘어나고 있음에도 우리 사회가 전반적으로 이 문제의 심각성에 대한 이해가 부족하다. 또한 확실한 치료법조차 확립되어 있지 않다.

이 상황이 바뀔 수 있을까? 바꿀 수 있다면 어떤 방법이 있을까?

용기 내어 말하자면, 현 의료계는 성공률도 좋지 않은 기존의 방법들만 고집하는 보수적인 경향을 띤다. 열린 마음으로 정통성 있는 대안을 받아들이지 않는다면 어떤 변화도 일어나기 힘들 것이다.

적합한 대안 중의 하나가 알렉산더 테크닉(Alexander Technique)이다. 알렉산더 테크닉은 일상적인 활동을 하면서 자신의 몸을 가장 잘 사용하는 방법들을 알려 준다. 그로 인해 불필요한 스트레스를 줄이고 통증을 예방할 수 있다. 알렉산더 테크닉은 우리의 운동감각을 최대한 활용하는 자세 교육 시스템이라 할 수 있다.

나는 아주 우연히 알렉산더 테크닉을 알게 되었다. 척추 수술을 많이 하는 신경외과 전문의로 일하는 나에게는, 척추의 생체역학을 잘 이해하면서도 급성 및 만성 척추 질환들을 잘 치료할 수 있는 물리치료 전문가가 필요했다. 이런 치료사를 찾기란 쉬운 일이 아니다. 그렇기 때문에 웨스트체스터 메디컬 센터(Westchester Medical Center) 근처에 그녀(데보라 캐플란, 이 책의 저자)의 클리닉이 개업하자 너무 기뻤다.

나를 정말 놀라게 한 것은 그녀의 치료실에는 오직 의자와 테이블뿐이라는 것이었다. 그녀에게 환자를 보내면 너무도 빠르게 좋아지곤 했다. 나는 그녀가 환자들에게 자신의 몸을 쉽고 편하게 사용하는 방법을 가르친다는 것을 알았다.

몸은 본래 가볍고 편안하게 움직일 수 있도록 만들어져 있다. 그녀는 독자적으로 만든 체조를 가르치기도 했지만, 무엇보다도 중요한 것은 알렉산더 테크닉을 교육하며 치료하고 있었다.

그 당시 내가 알고 있던 '알렉산더'라고는 알렉산더 대왕이나 알렉산더 래그타임 음악 밴드밖에 없었다. 프레더릭 마티아스 알렉산더(Frederick Matthias Alexander, 알렉산더 테크닉 창시자)에 대해서는 잘 모르고 있었다. 여러분에게는 바로 이 획기적인 책이 있으니 알렉산더의 업적에 대한 이야기를 굳이 내가 할 필요는 없을 것 같다. 하지만 이것만은 꼭 말하고 싶다. 몸과 마음을 하나의 통일체로 다루고 있는 알렉산더의 접근 방식은 정말 특별하고 뛰어나다는 것이다. 알렉산더 테크닉이야말로 척추 통증과 건강관리를 위한 최선의 방법임에 틀림없다.

의료 전문화 시대에 빠져서는 안 될 이상적인 부설 분야가 바로 이 알렉산더 테크닉이라는 걸 강조하고 싶다. 이것으로 척추 질환 환자들이 보다 빠르게 쾌유하고 더 오래 건강을 유지할 수 있게 될 것이다.

잭 스턴(Jack Stern, 의사, 의학박사,
뉴욕 의과대학[New York Medical College] 웨스트체스터 메디컬 센터
척추 수술 부서 신경과 디렉터)

머리말

F. M. 알렉산더를 처음 만났을 때 내 나이는 열 살 때였다. 내 기억 속에는 항상 반짝이는 눈과 우아한 스팻(발목 조금 위까지 미치는 짧은 각반)을 즐겨 입던 그의 모습이 떠오른다. 그는 매일 밤 아이들에게 《곰돌이 푸(Winnie the pooh, 영국 작가 앨런 알렉산더 밀른의 동화)》와 《버드나무에 부는 바람(The wind in the willow, 영국의 대표 작가 케네스 그레이엄의 동화)》을 읽어 주곤 했다. 이 기억은 알렉산더가 미국에서 지내던 1941년까지 거슬러 올라간다. 그는 체류 기간 중에 매사추세츠에 작은 기숙학교를 설립했다. 나는 그 학교에 입학했고, 나뿐 아니라 그곳 학생들은 정규 과목을 공부하면서 매일 그에게 개인 레슨을 받을 수 있었다.

그에게 다시 개인 레슨을 받게 된 때는 대학을 졸업한 뒤였다. 이때는 영국을 오가며 레슨을 받았다. 성인이 되고 나서 나는 그의 가르침에 더욱 감사할 수 있었다. 알렉산더 테크닉은 내 생활의 일부가 되었고 아주 많은 도움을 받았다. 또한 알렉산더 테크닉을 물리치료에 적용하면서부터 많은 사람들에게 내가 받았던 도움을 줄 수 있었다.

나는 여러분이 알렉산더 테크닉을 일상 속에 적용해 보기를 바란다. 그리고 그의 저서인《자기의 사용(The Use of The Self)》을 통해 몸을 어떻게 사용하여 건강해질 수 있는지 읽어 볼 것을 권한다.

"… 우리 인간이 지니고 있는 가장 가치 있는 지식은 자기(Self)를 사용하고 다스리는 것이다. 그렇게 함으로써 인간은 자신의 건강과 행복의 기준을 향상시킬 수 있게 될 것이다."

- F. M. 알렉산더

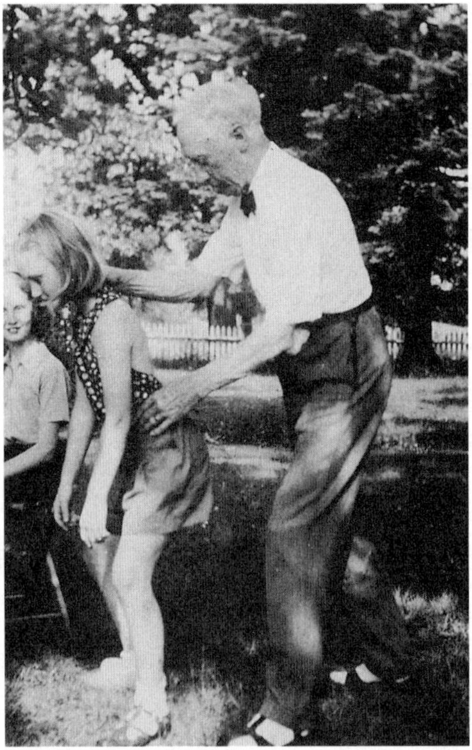

F. M. 알렉산더와 열 살 때의 저자

들어가기 전에

마법 지팡이 다음으로 훌륭한 것, 알렉산더 테크닉!

"당신은 나의 척추 통증을 고칠 수 있나요?"

의사들과 물리치료사들은 늘 이 질문을 받는다. 나는 오랜 기간 환자들을 치료하면서 척추에 영향을 미치는 원인에는 수많은 것들이 있고, 개인마다 각각 다른 원인들을 가지고 있기 때문에 진정한 의미에서의 치료는 어렵다는 것을 알았다. 그렇다고 나에게 척추 통증에 관한 마법 같은 치료법이 있는 것은 아니다.

당신 역시 목과 어깨, 허리의 만성 통증을 어쩔 수 없이 견디고 있을 뿐 마법 같은 치료법이 없다는 걸을 알고 있으리라 생각한다. 그러나 해결책은 있다. 바로 척추의 올바른 사용 방법을 배우는 것이다. 온열요법, 마사지, 신전기법, 장기요양, 척추가동술, 운동법, 침술, 약물요법, 수술 등 이 세상의 모든 치료법들은 척추를 계속해서 잘못 사용하는 한 결코 효과를 낼 수 없다. 물론 모든 치료법들은 도움이 된다. 그러나 그 효과는 일시적이고 오래 가지 못한다. 왜냐하면 앉고 일어서고 구부릴 때마다 몸의 잘못된 사용으로 인해 상태는 악화되고 또한 치유 과정을 방해하기 때문이다.

나는 환자들에게 마법보다 더 좋은 것을 주었다고 생각한다. 척추에 통증이 느껴질 때 어떻게 하면 좋은지, 어떻게 하면 안 되는지, 통증의 주기와 시간을 어떻게 스스로 경감시킬 수 있는지 등을 환자들에게 가르쳤다. 그 결과 그들은 통증이 시작되어도 두려워하거나 절망에 빠지지 않았다. 그들 대부분이 스스로 활동적이고 정상적인 생활로 회복할 수 있는 능력이 있어 치유가 가능하다고 몸소 체험했기 때문이다.

이 책에는 척추 건강을 스스로 회복할 수 있는 방법을 사진과 함께 단계별로 설명하였다. 나는 자연치유가 되는 몸의 사용 방법을 안내하고자 한다. 척추 통증이 나아질 뿐만 아니라 많은 상해들을 예방할 수 있을 것이다. 당신은 점차 치유되고 그 과정을 즐기게 될 것이다. 스포츠와 일상생활 속의 여러 활동들, 다양한 동작들, 노동 등을 보다 편안하게 할 수 있고 긴장과 피로감 없이 즐기게 될 것이다.

이 책은 알렉산더 테크닉의 원리를 기반으로 하고 있다. 이 원리를 통해 일상생활에서 불필요한 긴장 없이 효율적으로 몸을 사용하는 방법을 상식적이고 논리적으로 가르쳐 준다. 약 반세기 전에(2016년 기준으로는 1세기가 훨씬 넘었다) F. M. 알렉산더가 창시한 심신교육 시스템으로, 척추 통증과 여러 형태의 긴장이 야기한 문제들로 고생하는 많은 사람들에게 도움을 주고 있다. 알렉산더 테크닉 레슨은 교사의 핸즈온(hand's-on, 손의 접촉으로 통해 감각을 경험시킨다)과 함께 진행되는 훈련 방식으로 그 효과를 배가시키기도 한다. 나는 이 책에 담긴 글과 그림들을 통해 F. M. 알렉산더의 귀중한 가르침(원리)을 전할 수 있을 거라고 생각한다.

알렉산더 테크닉의 가장 중요한 핵심은 몸의 국소 부위가 아프더라도 척추와 전체 몸의 올바른 사용을 통해 치유를 도모한다는 점이다. 따라서 허리가 아프다 해서 허리를 사용하는 방법만 배우지 않는다. 목, 어깨, 등의 다양한 문제들도 마찬가지다.

1장은 요통, 목의 통증, 관절염 등의 문제들이 자세 습관으로 인한 결과들임을 설명하였다. 2장은 F. M. 알렉산더에 대한 이야기와 함께 척추 관련 문제들을 연관 지어 도움을 주고자 하였다. 3장에서는 알렉산더 테크닉의 중요 부분을 설명하였다.

4장에서 6장까지는 척추와 허리 문제들을 집중적으로 다뤘다. 어떻게 움직이는 게 좋은 영향을 주고, 어떤 움직임들이 악영향을 주는지 간단한 해부학적 설명과 함께 이해를 돕고자 하였다. 7장부터는 몸의 올바른 사용이 어떻게 의학적인 문제들에 도움을 주는지를 다뤘다.

1장부터 6장까지는 원론에 해당한다. 7장부터는 나의 환자들에게 적용한 유효한 기술과 절차들을 다뤘다. 목, 어깨, 등, 허리 등 그 부위가 어디든 상관없다. 당신은 보다 편안하게 몸을 움직이도록 하는 새로운 접근 방식을 알게 될 것이다. 이 책을 읽고 직접 적용해 본다면 자신의 척추를 효과적으로 사용하기 위한 중요한 핵심을 이해할 수 있을 것이다. 훈련할수록 점점 더 나아지는 것을 체험해 가면서 이 기술을 터득하게 될 것이다.

내가 수많은 척추 관련 문제들을 치료하면서 알게 된 것을 당신도 깨닫게 될 것이다. '척추의 올바른 사용'이 건강을 회복하는 데 있어 가장 중요한 것임을 말이다. 자신의 척추를 올바르게 사용한다는 것은 스스로 위대한 의술을 가지고 있는 것과도 같다.

1장

척추 통증과 척추 사용 방법

디스크 문제, 좌골신경통

요통, 편타성 손상

어깨 및 팔 통증, 목 통증

신경 압박, 척추관절염

굽은 어깨, 굽은 등

움직임에는 몸에 이로운 방식과 해로운 방식이 있다. 즉, 손상된 몸이 스스로 치유하는 능력을 향상시키며 움직이는 방식과 이러한 능력을 감소시키며 움직이는 방법이 있다.

바로 위에 열거된 질환들을 보면 다양한 원인과 증상을 가지고 있지만 한 가지 공통점이 있다. 그것은 바로 일상적인 활동을 하면서 머리, 목, 몸통을 어떻게 정렬하고 균형을 잡느냐에 따라 좋아질 수도 나빠질 수도 있다는 점이다.

구부정한 자세로 앉거나 척추를 뒤로 활처럼 하고 서 있기도 한다. 잘못된 자세 습관은 신체의 자연스러운 정렬을 유지할 수 없게 만든다. 또한 관절면을 서로 강하게 압박하여 움직임을 제한한다. 골격은 많은 관절들이 자유롭게 움직일 수 있게끔 사용되어야 한다. 그러한 골격을 받쳐 주고 이리저리 움직이게 해주는 근육은 많은 일을 한다. 일부 근육은 일을 하지 않는 근육을 대신해 혹사를 당하기도 한다. 따라서 모든 근육이 효율적으로 균형 잡힌 방식으로 함께 움직이는 것이 이상적이라 할 수 있다.

올바른 '사용' vs 올바른 자세

이 책을 읽는 당신은 내가 올바른 자세의 중요성을 이야기하는 것처럼 보일 수 있다. 잘못된 자세는 척추 문제를 치유하는 데 방해가 될 수 있고 올바른 자세는 치유를 앞당길 수 있다. 이것은 확실하다. 그러나 '올바른 자세'를 정확하게 이해하고 있는 사람들이 거의 없다. '자세(posture)'라는 단어의 사용이 오해를 일으킨다. 주변 사람들에게 '올바른 자세' 하면 무엇이 떠오르냐고 물으면 '훈련 교관, 부모의 훈계, 그리고 엄격한 학교 선생님' 등을 대답한다. 어떤 이는 '나의 목과 등 근육이 긴장을 해서 고통스러운데도 꼿꼿하고 똑바르게 앉거나 서 있는 것'이라고 대답한다. 대부분의 사람들은 올바른 자세를 불편하고 쉽게 할 수 없는 것이라고 생각한다.

내가 자세라는 단어를 쓰는 것을 불만족스러워하는 이유가 이 단어가 '불편한 느낌'을 떠올리게 할 뿐 아니라, 너무나도 중요한 의미를 전달하지 못하기 때문이다. 자세라는 단어에는 몸을 움직일 때 자연스럽게 일어나는 다양한 현상들이 포함되어 있지 않다. 따라서 나는 자세라는 말 대신 '자세 습관(posture habits)', '사용(use)' 또는 '사용 습관(habits of use)'으로 표현하고자 한다.

이 세 가지는 상호 호환이 가능하며 모두 움직임을 지향하는(motion-oriented) 용어다. 그것들은 이롭거나 해롭든, 움직이거나 가만히 있든 몸을 사용하는 방법을 결정하는 모든 요소를 나타낸다.(알렉산더 테크닉에서 자세는 움직임의 모양새를 의미하지 고정된 형태를 의미하지 않는다. 따라서 자세에 대한 고정관념 대신 '사용(몸을 쓰는 기능 상태)'이라는 용어를 사용한다. - 역주)

척추 통증을 불러일으키는 몸의 잘못된 사용 습관에 대한 세부적인 사항들을 스스로 발견하고 자제할 수 있도록 구체적으로 설명할 것이다. 몸의 올바른 사용이 어떻게 이루어지는지를 이해한다면, 단순히 그것을 생각하는 것만으로도 자세 습관이 개선되기 시작한다는 것을 깨닫게 될 것이다.

올바른 사용의 중요성

인간의 몸은 스스로를 치유하는 놀라운 능력을 지니고 있다. 골격을 효율적으로 정렬하고 근육을 잘 사용하는 자세 습관은 척추 문제를 치유하는 능력을 증진시킨다. 반복되는 척추 문제를 예방하는 가장 효과적인 방법은 다름 아닌 '올바른 사용'이다. 반면, 잘못된 사용은 척추가 좋아지는 것을 방해한다.

예를 들어, 당신의 목이 편타성 손상(목이 통상 움직일 수 있는 한도 이상으로 심하게 움직여졌을 때 발생하는 상해)으로 고통받고 있다고 가정해 보자. 고통 때문에 목 근육에 습관적으로 가하는 긴장뿐 아니라 걷거나 허리를 굽히거나 심지어 전화를 받을 때조차도 머리와 목을 어떻게 정렬하느냐에 따라 치유 기간과 그 결과에 커다란 영향을 미친다.

다른 예로, 무거운 물건을 잘못된 방식으로 들어 올리다 허리를 삐끗했다고 하자. 의사가 좌골신경이 눌려 한쪽 다리 아래로 통증을 유발하는 척추 디스크 손상이라는 진단을 내렸다. 척추의 구조에 문제가 발생한 것이다. 이때 스스로 어떻게 구조를 정렬하고 근육을 사용하느냐에 따라 회복에 도움이 될 수도 방해가 될 수도 있다.

반복적인 척추 통증을 겪으면서도 원인을 모를 때가 있다. 그때는 수년간의 잘못된 자세 습관이 원인일 가능성이 매우 높다. 이러한 습관을 '효율적인 사용'으로 바꿔 주어야 한다.

관절염은 관절에 염증이 생긴 것이다. 관절에는 뼈와 뼈 사이를 부드럽게 움직이게 해주는 근육이 있는데, 이 근육이 계속 긴장된 상태일 경우 관절에 역학적인 스트레스를 증가시킨다. 따라서 움직이기 어려워지고 고통스러워진다. 올바른 자세 습관만으로 관절염을 사라지게 할 수는 없지만, 불편함을 줄여 주고 관절이 편하게 움직일 수 있게 해준다.

디스크 문제로 척추 수술을 받았을 경우, 복부 및 등 근육을 강화시키는 훈련을 통해 수술 부위가 재발하지 않도록 도움을 줄 수 있다. 복부 근육은 천연의 코르셋이다. 따라서 효과적으로 사용하는 방법을 훈련할 필요가 있다.

요통을 겪어본 사람이라면 재발에 대한 공포 때문에 움직이는 것을 두려워할 수도 있다. 불행하게도 적극적으로 움직이는 것을 지나치게 회피함으로써 관절을 뻣뻣하게 만들고 근육을 약하게 만든다.

목이나 허리의 신경 압박은 잘못된 자세 습관으로 인해 척추가 지속적으로 압박을 받을 때 발생한다. 척추를 지속적으로 압박하는 것은 신경뿌리가 지나는 공간을 축소시켜 칼슘이 모이고 그것이 골돌기체(osteophyte, 뼈에 돌기가 생겨 통증을 수반함)를 형성한다. 이것이 신경을 자극하는 것이다. 척추를 올바로 정렬시키는 근육의 사용 방법을 배워 신경뿌리가 지나는 공간을 넓혀 주면 골돌기체의 형성을 방지할 수 있다. 이 책의 실제적인 첫 번째 레슨에서 척추의 압박을 줄여 지속적인 고통에서 벗어나는 방법을 알려 줄 것이다.

만성 요통은 잘못된 사용 습관에서 비롯될 가능성이 가장 높다. 반면 편타성 손상에 의한 목 통증의 경우는 그렇지 않다. 하지만, 일상적인 자세 습관을 바꾸는 것은 건강을 회복하는 데 있어 중요한 역할을 한다.

당신이 18세이건 80세이건 척추에 유익한 방식으로 몸을 움직이는 훈련이 필요하다. 나이와 상관없이 모든 사람은 척추가 최대한 편안하고 정렬된 상태로 움직이는 것을 배워야 하고 그렇게 할 수 있어야 한다. 그렇게 될 때 치유를 경험할 뿐만 아니라 몸을 사용하는 것이 즐거워진다.

몸과 마음의 소통

인류는 종교적인 의식에서부터 과학적인 탐구에 이르기까지 역사상 많은 형태를 띠면서 치유를 위한 노력을 해왔다. 오늘날 의학적 치료의 새 지평은 의식의 활용이 마음과 몸의 건강을 어떻게 회복시키는지에 대한 탐구에 달려 있다.

지금까지의 연구 결과는 심장 박동, 혈압, 피부 온도, 그리고 뇌파를 변화시키는 방법을 스스로 훈련할 수 있다는 것을 증명해 주고 있다.

신경-근 활동을 기록하는 근전도 검사(Electromyograghy[EMG] : 신경 자극에 대한 근육의 반응을 근육 내 전기적 변화로 감지하여 검사하는 것)를 이용한 연구를 통해, 과거보다 더 정밀하게 골격근(골격의 가동성 부분에 부착되어 팔다리, 몸의 자세나 운동에 관여하는 근육)을 의식적으로 조절할 수 있다는 것이 밝혀졌다. 정신과 육체 사이의 상호작용으로 암, 고혈압, 그리고 긴장성 두통과 같은 해로운 상태를 유발한다는 것이 알려진 지는 오래되었다. 덕분에 우리는 신체에 대한 의식적인 인식과 조절을 통해 건강을 회복하고 유지할 수 있다는 것을 이미 알고 있다.

F. M. 알렉산더는 이러한 새로운 분야의 개척자였다. 한 세기가 바뀌는 1900년대 초반, 당시 젊은 배우였던 알렉산더는 인간이 본래 가지고 있던 기능을 사용할 줄 아는 몸을 추구하고자 고독한 싸움을 하고 있었다. 그는 의식적인 자각(awareness)을 이용하여 자신의 몸에 대한 조절이 가능하다는 걸 알게 되면서 전체적인 근골격 기능을 개선시키는 방법을 개발하기 시작했다. 이것이 후에 '알렉산더 테크닉'으로 알려지게 되었다.

의학이 건강을 유지하기 위한 방향으로 나아가고 환자는 스스로를 돕는 방법을 적극적으로 배워야 한다. 알렉산더 테크닉이 그러한 역할을 하고 있으며, 현재 그 치료적 가치를 널리 인정받고 있다.

알렉산더 테크닉이야말로 척추 통증과 건강관리를 위한 최선의 방법임에 틀림없다.

2장

알렉산더 테크닉에 대한 이해

이러한 훌륭한 테크닉을 소개하는 가장 좋은 방법은 알렉산더의 이야기를 들려주는 것이다.

프레더릭 마티아스 알렉산더는 1869년 호주에서 태어났다. 젊은 시절 그는 셰익스피어 1인극을 전문으로 하는 배우였다. 어느 날 공연 중에 쉰 목소리가 나타나기 시작했을 때, 그는 20대 초반이었고 이미 전도유망한 경력을 쌓고 있었다. 그를 상담한 의사는 목의 점막이 자극을 받고 있으며 성대(vocal cord, 후두에 위치하는 발성기관)에는 염증이 있다고 말했다. 의사가 처방한 약과 발성코치가 제안한 여러 다양한 해결책들은 증상을 일시적으로만 완화시킬 뿐이었다.

알렉산더가 자신의 테크닉을 개발한 과정을 설명한 저서《자기의 사용(The Use of the Self)》에서 당시의 딜레마를 다음과 같이 말했다.

"내가 받고 있던 치료는 시간이 지날수록 점점 효과가 줄어들었다. 몇 년 후에 문제가 더 심각해졌으며 가끔 나타났던 쉰 목소리마저 완전히 나오지 않는 일이 생겼다. 나는 정말 절망스러웠다."

알렉산더가 공연 중에 목소리를 완전히 상실하게 되었는데도 의사에게 더 나은 처방을 받을 수 없자 다음과 같이 물었다.

"그렇다면 문제의 원인이 그날 저녁 내가 목소리를 낼 때 했던 그 무엇이라고 결론 내릴 수 있는 건가요?"

의사는 잠시 생각한 후 대답했다.

"그렇습니다."

"그렇다면 도대체 내가 뭘 어떻게 했기에 이렇게 되었는지 알려 줄 수는 있나요?"

의사가 자기로서는 그것이 무엇인지 알 수 없다고 말했다.

알렉산더는 공연을 하는 동안 자신의 발성 메커니즘에 어떤 잘못이 있었는지 알아내기 위해, 거울을 설치하여 낭송을 하는 자신을 관찰하기 시작하였다.

"나는 특히 내 자신이 하고 있는 세 가지 행동에 놀랐다. 나는 낭송을 시작하자마자 머리를 뒤로 젖히고, 후두(larynx, 목소리를 내는 성대를 포함한 목 앞쪽에 위치한 기관)를 압박하며, 마치 헐떡거리는 소리를 내듯이 입을 통해 숨을 들이마시는 것이 보였다."

알렉산더가 자기 관찰에 보다 익숙해짐에 따라, 그 정도는 약하지만 일상적인 대화를 할 때도 같은 행동을 한다는 것을 발견했다. 그리고 그의 섬세한 자기 관찰이 계속되면서 그는 더 많은 발견을 하게 되었다. 첫째, '머리를 뒤와 아래로 젖히면서' 자신의 머리를 잘못 사용할 때(그가 설명하는 바에 따르면) 허리를 젖히면서 만곡을 더 크게 만들고 가슴을 앞으로 내밀었기 때문에 몸통의 전반적인 길이와 넓이가 줄어들었다. 둘째, 다리와 팔에 불필요한 긴장을 하고 있었다.

그는 몸의 잘못된 사용이 일부에 국한된 것이 아니라 전체적인 패턴(습관) 속에도 있다는 것을 발견했다. 더 나아가 몸 전체를 사용하는 방식은 각 부분들이 기능하는 방식에 영향을 미친다는 중요한 발견을 하게 되었다. 그는 자신의 발성 문제를 바로잡기 위해 몸 전체의 '습관적 사용'을 올바르게 할 필요가 있다는 것을 깨달았다.

알렉산더는 불완전한 호흡, 후두의 잘못된 사용, 머리 및 몸통의 잘못된 사용 중에서 무엇부터 시작해야 할지를 알아야 했다. 그의 표현에 따르면 "미로에서 벗어나지 못하고 있는 느낌"이라고 했다.

여러 해 동안 지칠 줄 모르는 탐구를 거듭한 후에 알렉산더는 마침내 전체적으로 잘못된 사용 패턴이 머리를 뒤로 젖히는 습관에서 시작되어 머리와 목 그리고 몸통에까지 이른다는 것을 발견했다. 그러한 발견으로 자신의 테크닉의 기본적인 특징들을 개발하기에 이르렀다. 그 특징은 다음과 같다.

- 머리-목-몸통 통합의 중요성
- 몸과의 소통을 위한 정신적인 지시(디렉션)의 사용

• 중요한 첫 단계로서의 자제심

머리–목–몸통의 통합

알렉산더는 자신의 머리, 목, 그리고 몸통의 올바른 사용으로 다른 잘못된 습관(헐떡거리면서 숨을 들이마시는 것, 후두를 압박하는 것, 팔과 다리를 긴장시키는 것)이 즉시 줄어들었고, 어느새 습관은 사라졌다. 그는 자신에게 일어난 일이 너무나도 놀라웠다. 그리고 다른 사람들에게도 이러한 원인과 결과가 적용되는지 알고 싶었다. 그는 여러 명의 사람들을 관찰하면서 답을 구하기 위한 노력을 아끼지 않았다. 결국 머리–목–몸통의 올바른 통합이 실제로 몸의 긴장과 관련된 많은 문제를 해결하고, 훨씬 더 편하고 효율적으로 일상생활을 할 수 있다는 사실을 발견하게 되었다.

정신적인 지시

머리–목–몸통에 대한 잘못된 사용을 올바로 하기 위해 알렉산더는 정신적인 지시, 즉 '디렉션(direction, 지시어)'이라 불리는 고유한 방법을 창안해 냈다. 그는 자신의 잘못된 사용을 올바르게 하기 위하여 느낌(feeling)에 의존하는 것보다 디렉션을 더 신뢰할 수 있다는 것을 알았다. 왜냐하면 잘못된 습관은 그것들의 오래된 익숙함으로 인해 '옳은' 것으로 느껴지는 반면, 개선된 사용 습관은 익숙하지 않음으로 인해 '잘못된' 것으로 느껴졌기 때문이다.

알렉산더는 분명하게 말했다.

"모든 새로운 사용은 오래된 것과 다르게 느껴질 수밖에 없다. 만일 오래된 사용이 올바르게 느껴진다면 새로운 사용은 당연히 잘못된 것으로 느껴질 수밖에 없다."

그는 이러한 몸으로부터의 잘못된 피드백을 '감각인식오류(debauched kinesthesia)'라고 설명하면서 이렇게 덧붙였다.

"만일 감각이 신뢰할 수 없는 것으로 느껴지는 것이 가능하다면, 그것을 다시 신뢰할 만한 것으로 만드는 일도 가능하다."

이것은 사실이다. 우리의 운동감각 또는 신체감각은 긴 기간에 걸쳐 개선된 사용 습관이 능숙해지면 믿을 만한 것으로 여긴다.

자제심

놀랍게도, 알렉산더가 자신의 발성 문제를 해결하는 데 있어 가장 어려운 장애는 그가 디렉션을 만든 뒤에 찾아왔다. 그는 낭송을 하기 전에 자신에게 얼마나 반복해서 디렉션을 주었는지 관계없이 낭송을 시작하자마자 그것이 몸에 주는 좋은 효과가 중단되었다. 그리고 오랜 잘못된 습관이 되돌아오는 것을 발견하였다.

알렉산더는 다시 반복되는 실험과 오류를 통해 이러한 실패의 원인을 찾아냈다. 그의 습관적인 사용(애초에 그에게 문제를 불러일으켰던 것)이 낭송이라는 행위와 너무나도 밀접하게 연관되어 있었기 때문이었다. 즉, 그가 낭송을 해야겠다고 선택하는 바로 그 순간에 오랜 잘못된 습관이 다시 나타났다.

결국 알렉산더는 중요한 첫 단계를 빠뜨렸다는 것을 자각하면서 이 난관을 극복하였다. 그는 낭송을 할 때 제일 먼저 자신이 익숙한 방식으로 반응하지 않기 위한 의식적인 선택을 고안했다. 다시 말해서, 새로운 반응이 자리 잡을 수 있게 그는 자신의 습관적인 반응에 대해 '노(No)'라고 하는 것이다. 이것은 습관적인 반응에 대해 의식적으로 멈추는(pause) 것이다. 그는 이것을 지칭하기 위해 '자제심(inhibition)'이라는 단어를 사용하였다.

'알렉산더 테크닉의 자제심에 대한 즉각적인 효과'는 의학박사인 프랭크 피어스 존스(Frank Pierce Jones)의 저서《활동 중의 신체 자각(Body awareness in action: A Study of the Alexander Technique)》에서도 볼 수 있다. "마치 모든 움직임을 방해하던 무거운 갑옷을 벗은 것 같은 자유로운 느낌"이라고 표현했다.

알렉산더는 자신의 저서《자기의 사용》에서 자제심과 의식적인 디렉션을 반복적으로 사용함으로써, 낭송을 할 때 전보다 더 자연스럽게 몸을 사용할 수 있었다고 밝히고 있다. 마침내 그는 발성 문제에 대한 해결책을 찾게 된 것이다.

여러 가지 발견을 하는 과정에서 알렉산더는 전에는 알지 못했던 많은 해로운 무의식적 습관들을 의식적인 수준으로 끌어올려, 보다 나은 쪽으로 변화시키는 구체적인 과정을 훈련하였다. 이 과정에는 몸 따로 마음 따로 사용하는 것이 아닌 둘 사이의 조화로운 상호작용이 이루어진다.

호주에서 알렉산더의 직업은 점차 연기를 하는 것에서 '작업(work)'을 가르치는 것(그는 그렇게 불렀다)으로 바뀌어 갔고, 그는 의학 전문가들의 관심과 존경을 받게 되었다. 1904년, 알렉산더는 의사들과 친구들의 격려를 받아 그의 작업을 더 많이 알리기 위해 영국으로 건너갔다. 런던에서 그는 예술계와 의학계로부터 많은 사람들의 관심을 불러일으키며 성공적으로 그의 기술을 가르쳤다.

1930년대 초, 알렉산더 테크닉 교사 과정을 시작하자 그한테 배우기 위해 세계 각지에서 사람들이 모여들었다. 졸업한 교사들은 자신들의 나라로 돌아가 센터를 만들어 사람들을 가르쳤으며, 가르칠 교사들도 양성해 냈다. 1955년, 알렉산더는 86세의 나이로 사망할 때까지 런던에서 알렉산더 테크닉을 가르쳤다.

알렉산더 테크닉과 척추 통증

알렉산더 테크닉의 장점은 여러 가지가 있다. 다음 세 가지는 척추 통증을 겪고 있는 사람들에게 특별한 가치가 있다.

몸 전체를 올바르게 사용한다

특정 부위의 통증을 해결할 때 알렉산더 테크닉의 전체적인 접근하는 방식은 척추 통증을 치료하는 데 있어 매우 유용하다. 어느 한 부분에서 문제가 발생하더라도 몸 전체를 잘 통합된 방식으로 사용하지 않으면 치유될 수 없다.

중력을 다룬다

대부분의 사람들이 중력이 몸에 부담을 주는 것이 사실이지만 어쩔 수 없이 감당해야 할 몫이라고 생각한다. 그러나 사실 중력이나 인간의 수직적인 자세에 문제가 있는 것이 아니다. 인류 진화의 귀중한 유산(선물) 중 하나를 충분히 사용하지 못하는 데 있다. 바로 우리에게 자각하는 능력이 있고, 그것이 근육을 의식적으로 조절할 수 있다는 것이다. 알렉산더 테크닉은 그러한 자각과 조절 방법을 가르쳐 주어 중력이 척추에 끼치는 해를 막는 실제적인 도움을 준다. 이러한 변화를 가능하게 하는 능력은 모든 사람들에게 유용하다. 그 중에서도 특히 척추 통증을 가진 사람들에게는 필수적이다.

긴장을 해소시킨다

몸이 일을 덜 하도록 훈련하는 것은 특히 척추 통증으로 고통을 받고 있는 사람들에게 도움이 된다. 몸이 일을 덜 한다는 것이 활동을 덜 한다는 의미는 아니다. 통증을 유발하고 그것을 지속시키는 모든 불필요한 근육의 긴장과 나쁜 자세 습관을 없애는 것을 의미한다.

불필요한 근육의 긴장을 해소하는 것을 배우기 시작하면, 척추 문제에 늘 따라다니는 긴장을 멈출 수 있게 될 것이다. 통증으로 인해 더 많은 긴장이 생기고 그것은 다시 더 큰 통증을 유발하는 식으로 반복되어 통증 사이클이 만들어진다. 나에게 온 많은 환자들은 알렉산더 테크닉을 적용함으로써 근육 이완제와 진통제를 복용하지 않아도 스스로 고통스러운 통증 사이클을 멈출 수 있다는 것을 알았다. 그들은 불필요한 근육의 긴장을 해소함으로써 자신의 에너지를 무리하게 사용하지 않게 되었고 활력을 되찾았다.

반복되는 척추 문제를 예방하는 가장 효과적인 방법은
다름 아닌 '올바른 사용'이다.

3장

올바른 사용을 위한 디렉션

학생이 물었다.
"선생님은 제가 그것에 대해 생각하면
제 몸에 변화가 일어나는 것을 느끼실 수 있나요?"
"그렇습니다, 분명합니다."
알렉산더 테크닉 교사가 대답했다.

알렉산더 테크닉을 일상에 적용함으로써 몸을 편안하고 효율적으로 사용할 수 있게 된다. 사실 테크닉 하나하나가 단순히 신체적인 것보다 주로 정신적인 것과 관계가 있다.

아마도 당신은 자세를 수정하기 위해 어깨를 등 쪽으로 펴거나, 척추를 똑바로 세우기 위해 근육에 강한 힘을 쓰는 등의 시도를 해봤을 것이다. 그러나 아무리 노력해도 근육은 더 긴장할 뿐 편안해지지 않는다는 것을 알게 된다.

알렉산더도 이런 방법으로는 성공하지 못했다. 그는 자세의 습관적인 패턴에서 벗어나 새롭고 보다 의식적인 방식으로 몸을 사용하는 방법을 발견했다. 앞에서도 언급했었지만, 그것은 바로 올바른 사용을 위한 생각, 즉 디렉션(direction)이다. 다섯 가지의 특별한 정신적 지시는 몸의 각 부위에 전달되며, 몸 전체 사용을 위한 가이드라인 역할을 한다. 첫 번째 목, 두 번째 머리, 세 번째 척추(몸통), 네 번째 다리, 다섯 번째 어깨(팔)에 전달된다.

디렉션을 적용하게 되면, 목과 어깨 부위의 긴장이 줄어들고 척추가 길어지며 고관절이 자유로워지는 것을 자각할 수 있다. 알렉산더 테크닉 교사가 학생의 목이나 등에 부드럽게 손을 얹어 주면(핸즈온) 어떠한 변화를 감지하게 된다.

생각하는 것만으로 근육의 긴장 정도가 변할 수 있다는 것을 처음에는 약간 이상하다고 생각할 수도 있다. 그러나 나는 분명히 변화할 수 있다고 말할 수 있다. 생각만으로 신경과 근육 활동에 변화가 일어나는 것을 근전도 검사 장치로도 확인할 수 있다.

근전도 검사 장치를 이용하여 알렉산더 테크닉과 신경 및 근육 활동 상태를 관찰한 다양한 연구가 진행되었고, 프랭크 피어스 존스의 저서(《활동 중의 신체 자각(Body awareness in Action)》)에 그 관련 내용이 수록되어 있다.

그의 실험은 이 장치를 이용해 습관적으로 편안히 앉은 자세에서 먼저 일반적인 방법으로 "똑바로 앉으세요"라고 요청한 후 측정에 들어갔다. 그 다음에 알렉산더 테크닉의 디렉션을 적용한 후 앉은 자세를 측정하였다. 그 결과 첫 번째 측정에서 목 근육의 긴장도가 상승하는 것이 계측되었고, 두 번째 측정에서는 근육의 긴장도가 감소하는 것이 계측되었다. 그리고 척추가 길어진 것도 관측되었다.

아래의 디렉션은 알렉산더 테크닉에서 매우 중요한 부분이다.

1. 내 목이 자유롭다.
2. 내 머리가 앞과 위로 향한다.
3. 내 척추가 길어지고 넓어진다.
4. 내 다리와 척추가 서로 분리된다.
5. 내 어깨가 중심으로부터 넓어진다.

디렉션은 중요한 특성이 있다. 모든 지침이 근육의 긴장을 해소(release)하는 데 있다는 것이다. 이제 이 내용을 자세히 살펴보자.

근육의 긴장을 해소하자

골격근의 불필요한 긴장은 척추 통증의 주요 원인이 된다. 또한 인대와 관절 등 주변 조직들에까지 상해를 입힌다. 경직된 근육은 통증을 유발하고 유연성을 상실시켜 여러 상해를 입을 가능성이 높아진다. 그러므로 긴장된 근육들을 움직여 몸이 더 상하는 일이 없어야 한다. 엉덩이에 힘을 주고 걷거나 어깨를 뒤로 펴는 등의 행동을 멈춰야 한다. 지금부터 근육의 긴장이 해소된 상태에서 잘못된 사세 습관을 바르게 하는 방법들을 배우게 될 것이다.

긴장이 해소된 근육이란?

긴장이 해소된 근육은 어떤 작업을 수행하는 데 있어 필요한 만큼만 적절히 일하는 상태다. 그 반대로 긴장된 근육이란 필요 이상으로 일하는 상태다. 따라서 긴장이 해소된 근육은 효율적이지만, 긴장된 근육은 비효율적이다.

긴장이 해소된 것을 어떻게 알 수 있는가?

의식적으로 근육의 긴장을 해소하려 할 때 이런 생각이 들 것이다. "내가 제대로 하는 건가?" 또는 "아직도 멀었나?" 등.

이에 대한 대답은 자신의 근육을 느끼는 방식에 달려 있다. 손의 근육을 통해 무슨 뜻인지 이해해 보자.

먼저, 한 손을 주먹 쥐고 손목과 손가락에 최대한 힘을 줘본다. 근육이 긴장하게 되고 그 긴장이 오래 유지될수록 손은 피로해지고 어쩌면 아플 수도 있다. 이제 천천히 모든 긴장을 놓아 보자. 주먹 쥔 손이 천천히 느슨해지며 펴지게 된다. 손에서 느껴지는 변화를 자각해 보자. 처음에 느꼈던 피로감과 불편함이 사라졌을 것이다.

마찬가지로 커다란 자세 근육들 역시 긴장을 강하게 줄 수도 있고 약하게 줄 수도 있다. 단지 방금 손으로 느껴 본 것처럼 감지하기 좀 어렵다는 것뿐이다.

나의 새로운 환자는 습관적으로 긴장하는 부위는 잘 느낄 수 없고 대신 불편함과 통증이 있다고 했다. 그들은 긴장된 자세로 걸어다니면서도, 통증이 일어나기 전까지는 그 긴장을 느끼지 못한다.

그러나 긴장을 해소시키는 방법을 배우고 연습할수록 근육의 긴장을 감지하는 능력이 발달되는 것을 알 수 있다.

근육의 긴장을 해소하는 능력은 하나의 기술이므로 연습하면 된다. 연습할수록 자신을 더욱 신뢰하게 될 것이다. 경직된 근육을 그때그때 해소하는 것은 몸에 큰 도움을 준다. 따라서 불필요한 근육의 긴장을 해소하는 연습부터 시작하자. 연습을 하면서 '맞다' 또는 '틀리다'라는 생각을 하지 않는다. 이 중요한 기술을 점차 발전시킬수록 당신의 몸과 마음은 더욱 하나로 연결될 것이다.

근육의 긴장을 해소하는 몇 가지 방법

근육의 긴장을 해소하는 연습을 하면 할수록 느낄 수 있으며, 이것은 의식의 깊은 차원에 있는 능력이다. 당신도 실제로 이 기술을 배우고 할 수 있다는 것을 다음의 연습을 통해 알려 주고자 한다. 이 책을 읽는 동안에 해볼 수 있는 간단한 방법이다.

물을 마시기 위해 컵을 든다고 해보자(컵이 없이 하는 척만 해도 괜찮다). 컵을 잡은 상태에서 목에 힘을 빼고 어깨에 힘을 빼면서, 입 근처로 컵을 가져오고 내려놓는 동작을 해본다. 어떻게 느껴지는가? 긴장을 덜하게 되는가? 그렇다면 불필요한 긴장을 어디론가 사라지게 한 것이다. 자신의 근육에 해소(release) 현상이 일어난 것이다. 근육을 이완(relax)시키는 것이 아니다. 왜냐하면 손에 무언가 들고 움직였기 때문이다(근육의 이완은 아무것도 하지 않을 때만 가능하다). 이 연습을 다시 해보는데, 이번에는 목과 어깨 근육들의 불필요한 긴장을 느껴 본 다음 그 변화에 특별히 주의를 두어 본다.

다음 연습은 책상 앞에 앉아 일할 때 몸의 어느 부위가 긴장하는지 자각해 보는 것이다. 처음에는 의식을 별로 하지 않은 채 글씨를 써본다. 주소나 오늘의 날짜 등. 이제 글씨를 쓰면서 목과 어깨의 긴장이 해소된다는 생각을 하면서 써보자. 해소가 일어날 때 어깨가 약간 내려가고 좀 더 자유롭게 움직이며 피로감이 줄어든다. 자신이 펜을 어떻게 쥐고 있는지 자각해 본다. 필요한 만큼의 힘으로 펜을 쥐고 있는가? 자신의 손가락과 손목 그리고 팔에도 불필요한 긴장이 있음을 알게 되고, 힘을 뺄 수도 있을 것이다. 당신의 필체는 변화될 것이며 손과 팔에 힘을 덜 줄 수 있을 것이다.

이번에는 글씨를 쓰는 동안 다리와 발에 어떠한 불필요한 긴장이 있는지 자각해 보자. 무릎을 서로 붙이고 있지는 않은가? 발목과 발에는 어떤 긴장이 느껴지는가? 긴장이 느껴진다면 손가락의 힘을 줬다 뺐을 때처럼 의식적으로 긴장을 놓는다. 가장 좋은 발의 위치는 양쪽을 나란히 놓는 것이다. 글씨를 쓰는 동안에 해소시켰던 불필요한 긴장들은 당신이 다른 생각을 하는 순간 다시 돌아올 것이다. 그렇다고 낙담하지 않기 바란다. 그때그때 자신의 긴장을 알아차릴 수 있고 긴장을 풀 수 있게 될 것이다. 점차로 몸은 긴장 없이 사용하는 방법을 회복하게 된다.

근육의 불필요한 긴장을 '근육의 잡음(noise)'이라고 하고, 그것을 해소시키면 근육이 다시 '고요함'으로 되돌아오는 것이라 이해하면 좋겠다. 근전도 검사 장치는 근육의 전기 활동을 소리로 변환시켜 분석하는 것이다. 근육의 잡음들이 사라질수록 당신의 몸은 고요해진다는 이치를 생각한다.

친구와 함께 다음의 연습을 해보자. 의자 깊숙이 등을 기대고 편안히 앉는다. 친구가 당신의 머리를 옆으로 천천히 돌렸다가 다시 반대편으로 돌려 보게 한다. 머리가 잘 돌아가는가? 아니면 어딘가에 걸린 듯 저항을 받는가? 이제 목의 근육이 해소된다고 생각해 본다. 다시 시도했을 때 당신의 머리는 좀 전보다 더 잘 돌아가게 된다.

이번에는 다리 위에 양손을 얹고 양쪽으로 빠르게 흔들어 본다. 디렉션을 생각한 후 다시 시도했을 때 흔들림의 정도가 어떻게 변화되었는가?

1, 2, 3번 디렉션

첫 번째, 두 번째, 세 번째 디렉션은 머리, 목, 척추(몸통)를 유용하게 사용하게 함으로써 그들 각각의 움직임을 조화롭게 통합시킨다. 이것은 척추의 길이를 유지하는 데 중요한 역할을 한다. 척추는 만곡이 있고 유연한 구조물이다. 따라서 압박을 받을 경우 건강에 해롭다. 척추를 길게 펴줌으로써 압박에서 벗어날 수 있어 건강에 이롭게 한다.

첫 번째 디렉션 : 내 목이 자유롭다

척추 건강은 머리의 균형에 달려 있다. 목의 근육이 경직되면 머리 위치가 바뀌고, 척추 전체를 압박할 만큼 아래로 힘을 가하게 된다. 따라서 머리가 올바른 위치로 회복할 수 있도록 가장 먼저 목의 긴장을 해소한다. 스스로에게 '내 목이 자유롭다'라는 지시를 주게 되면, 목의 근육이 뒤와 아래로 끌어당기는 대신 앞과 위로 향할 수 있도록 긴장이 해소된다.

두 번째 디렉션 : 내 머리가 앞과 위로 향한다

앞으로 향한다는 지시는 머리를 실제로 몸 앞쪽으로 보내라는 것이 아니다. 머리를 뒤로 젖히는 습관을 막기 위해 메시지를 전하는 것이다. 그리고 알렉산더는 '위(up)'라는 단어를 통해 머리가 척추의 꼭대기로부터 자유로워질 수 있는 지시를 주었다(이것은 누웠을 때나 엎드렸을 때도 천정을 향해 올리라는 의미가 아니다). 그 목적은 목의 근육들이 머리를 아래로 끌어당기는 긴장을 해소하는 데 있다.

머리가 '앞과 위로 향한다'는 지시는 목 근육의 긴장을 해소하여 머리가 목 위에서 분리되듯 자유롭고 평형을 유지할 수 있게 한다.(머리를 위로 끌어올리면서 억지로 턱을 당기는 인위적인 행위는 자제해

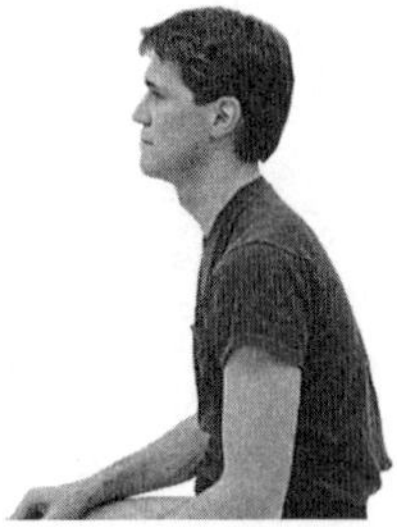

X – 머리가 뒤와 아래로 젖혀진다.

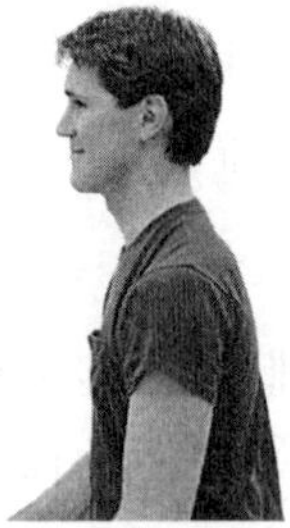

O – 머리가 앞과 위로 회복(해소)된다.

야 한다. - 역주)

여기서 머리가 '뒤와 아래'라는 것과 '앞과 위'에 대한 차이를 느껴 보도록 하자. 한 손을 뒷목으로 가져가서 새끼손가락을 머리 아래 부위(후두골)에 댄 다음 목 뒤쪽 근육에 힘을 줘본다. 그러면 근육들이 수축하면서 목의 만곡을 증가시키고 목의 제일 아래로 머리가 당겨지는 것을 느낄 수 있을 것이다. 이때 '앞과 위'라는 지시를 주면 목의 근육들이 풀리면서 머리가 살며시 앞으로 돌아오는 것을 느낄 수 있다. 이때 들려져 있던 얼굴은 살짝 아래로 내려간다. 이 모든 작용은 머리 전체를 편안하게 할 뿐 아니라 목이 길어지면서 척추를 압박하지 않게 해준다.

세 번째 디렉션 : 내 척추가 길어지고 넓어진다

'척추가 길어진다'는 지시는 당신의 몸에 요술을 부리듯 이상한 행동을 하라는 것이 아니다. 척추를 쉽게 무너뜨리는 당신의 자세 습관을 이렇게 바꿀 것을 선택하는 것이다.

앉아 있을 때 척추를 둥글게 말거나 옆으로 구부리면, 머리 꼭대기와 골반 제일 아래와의 거리가 좁혀지면서 몸통 전체(척추를 포함)를 압박한다. 반면 아주 꼿꼿이 앉아 있으면, 척추의 만곡이 앞쪽으로 밀려 이 자세 역시 몸통을 압박하고 전체 길이는 줄어든다. 자연스럽고 편안한 자세로 앉은 경우 척추의 정상적인 만곡을 유지하면서 무리를 주지 않는다.

척추를 편하게 세우는 데 필요한 만큼만 근육을 수축시키고, 몸통은 정상적인 길이를 유지하며, 모든 기능들을 온전히 수행하게 된다. 몸통(척추)의 앞, 뒤, 옆이 모두 길어진다고 생각한다.(여기서 의 척추는 몸통[가슴, 등, 배, 골반]을 포함한다. - 역주)

척추가 '넓어진다'는 지시는 반드시 '길어진다'는 지시와 함께 사용해야 한다. 만일 '길어진다'만 사용하면 허리의 만곡을 더 증가시켜 척추 길이를 오히려 줄어들게 만들 수 있다. 따라서 '넓어진다'는 지시를 함께 사용함으로써 과도하게 만곡을 만들려는 근육들의 긴장을 해소시킨다. 옆의 사진을 비교해 보자. '넓어진다'라는 지시는 어깨 부분에서도 잘 활용된다. 어깨 근처의 몸통이 넓어진다고 생각하면 어깨가 앞으로 구부정해지는 경향을 막을 수 있다.

어떤 사람들은 넓어진다는 생각이 실제로 몸집을 크게 키우게 될까 봐 걱정을 한다. 그러나 결코 그렇게 될 수가 없다. 몸통은 '길

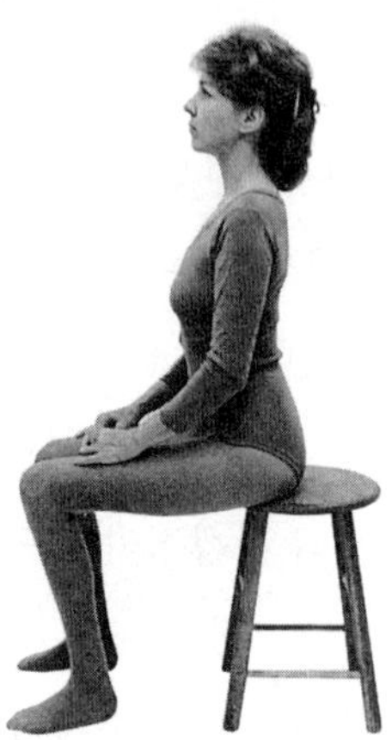

X – 등이 활 모양이 되면서 좁아졌다.

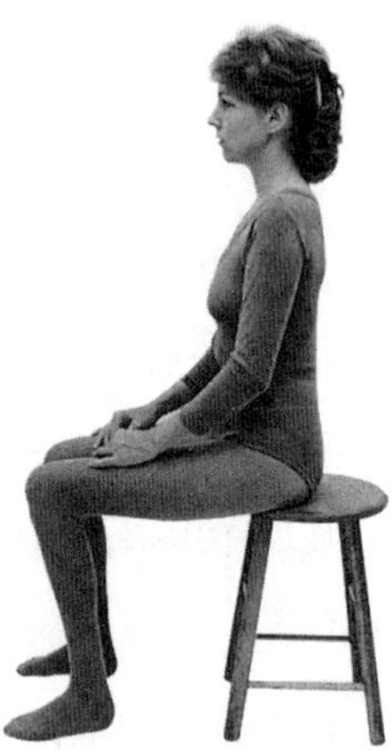

O – 등이 넓게 펴져 있다.

어지고 넓어진다'에 대해 매우 탄력적으로 반응하며, 몸은 자신에게 필요한 작용만을 취한다. 따라서 오히려 날씬해 보일 것이다.

세 개의 디렉션을 연결시킨다

자유로운 목, 앞과 위로 향하는 머리, 길어지고 넓어지는 척추는 서로 상호작용을 한다. 첫 번째 디렉션이 두 번째 디렉션을 돕는 식이다. 연습을 계속하면 이 세 디렉션을 하나로 연결하여 사용하는 것이 편해질 것이다. 나는 이 책 전반에 걸쳐 '머리가 척추를 이끌어 길어진다'는 표현을 많이 쓸 것이다. 누운 자세나 앞으로 구부린 자세에서 디렉션을 주면 머리가 척추를 이끌어 길어지는 것을 느낄 수 있다.

디렉션 연습하기(1, 2, 3번)

앉은 자세에서 세 개의 디렉션을 적용해 보자. 대부분 의자의 등받이에 비스듬히 기대앉는 경향이 많기 때문에 먼저 바르게 앉는 방법을 소개하고자 한다. 그런 다음 등받이 없이 자신의 몸통 근육을 이용해 앉는 방법을 소개하겠다.

등받이에 기대앉기 : 잠시 이 책을 읽는 것을 멈추고 자신이 지금 어떻게 앉아 있는지 관찰해 본다. 머리가 목 위에 어떻게 있는가? 목의 긴장은 어느 정도인가? 구부정하게 앉아서 척추를 압박하고 있는가? 아니면 똑바로 꼿꼿하게 앉아 척추의 만곡을 증가시킨 채 긴장하고 있는가?

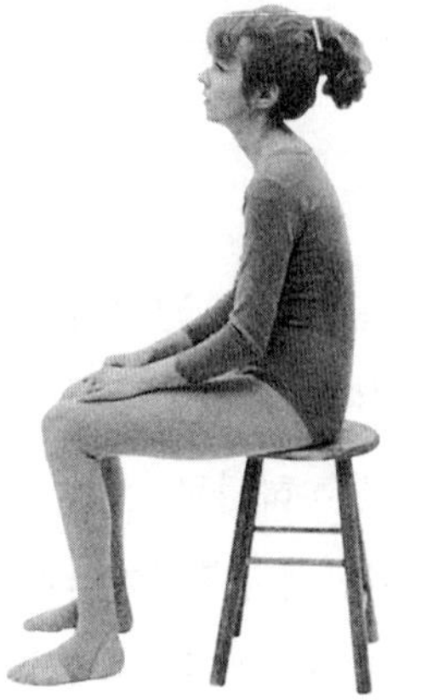

X – 머리가 뒤와 아래로 향하여 척추가 눌린다.

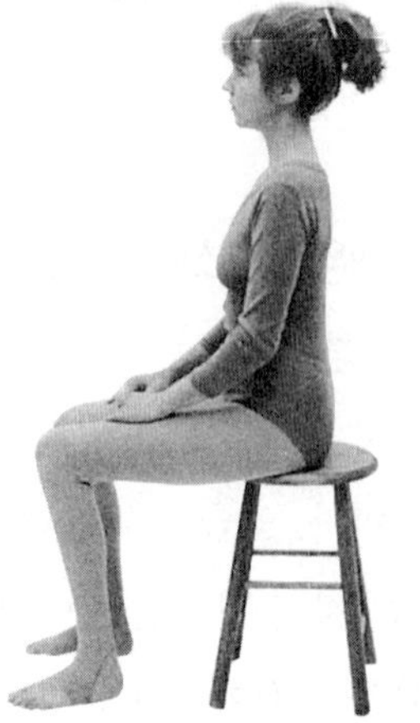

O – 머리가 앞과 위로 향하여 척추가 길어진다.

앉은 자세를 바꾸기 전에 먼저 세 개의 디렉션을 생각한다. 움직이기 전에 생각함으로써 익숙해져 있는 근육의 불필요한 긴장을 해소한 후 천천히 반응하게 한다. 그래야 자세 수정이 효과적으로 이루어지고 오래 유지할 수 있다.

'내 목이 자유롭다. 내 머리가 앞과 위로 향한다. 내 척추가 길어지고 넓어진다'는 지시를 준다. 이로써 목의 긴장을 먼저 해소하고, 머리가 위를 향해 목으로부터 살짝 분리된 듯 올라가고, 척추가 위로 따라가면서 길어지고 넓어지게 된다.

이제 직접 자신에게 디렉션을 여러 번 주면서 앉아 있는 자세를 수정해 본다. 만일 비스듬히 기댄 채 앉아 있다면 엉덩이를 의자 깊숙이 닿게 하고 몸통을 등받이에 가볍게 기댄다. 억지로 등을 편

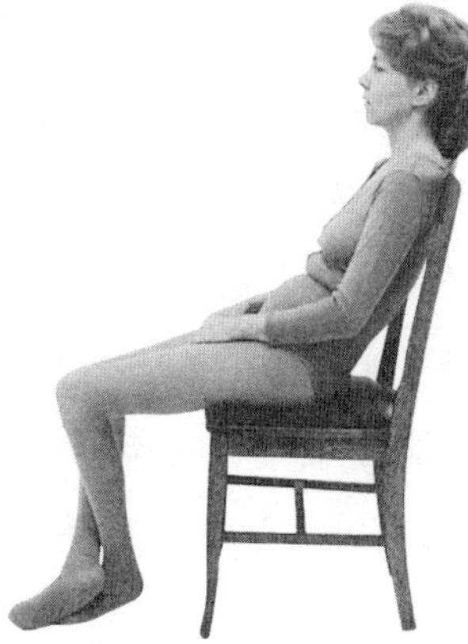

X - 의자 등받이에 비스듬히 기대어 있다.

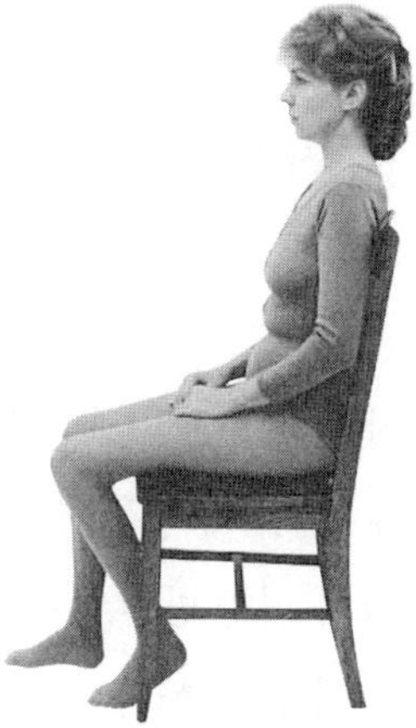

O - 의자 등받이에 척추가 길어지게 하여 기대어 있다.

다거나 척추의 근육들에 힘을 줄 수도 있는데 그런 행동은 피한다. 등 근육에 힘을 주려 할 때, 몸통 전체가 '넓어진다'고 생각하며 척추 길이가 줄어들지 않도록 주의한다.

주의할 것은 근육을 무조건 이완하는 것이 아니다. 움직이거나 앉아 있으면서도 근육이 잘 작용하도록 불필요한 긴장을 해소하는 동시에, 근육이 필요한 만큼의 일을 계속 하게 하는 것이다.

등받이 없이 앉기 : 등받이에 기대지 않고 앉는 것은 척추를 튼튼하게 하는 아주 좋은 훈련법 중의 하나다. 이렇게 빨리 편안하게 앉을 수 있다는 것에 놀라게 될 수도 있다. 등받이 없이 척추 길이를 유지하면서도 편안하게 하려면 지구력이 발달해야 한다.

판판한 의자 제일 앞쪽 가장자리에 앉는다. 다리는 나란히 벌리고 발바닥은 바닥에 놓는다. 등받이에 기댈 수 없기 때문에 자세가 구부정해지려 하겠지만, 잠시 '내 목이 자유롭다. 내 머리가 앞과 위로 향한다. 내 척추가 길어지고 넓어진다'를 생각하면서 척추가 점차 필요한 정도로 길이를 회복하는 시간을 갖는다.

의자에 앉을 때는 '좌골(sit-bone, 골반의 제일 아래쪽에 돌출된 뼈)로 앉아야 한다. 의자에 이 부분이 올바르게 닿아야 한다. 좌골로 제대로 앉기 위한 방법으로 한쪽 좌골 밑에 손바닥을 대고 그 부위를 인식한 뒤 손을 뺀다(양쪽 모두 그렇게 한다).

1. 좌골의 뒷부분으로 앉으면 등이 구부정해진다. - 잘못됨

2. 허리에 힘을 너무 많이 주면 좌골의 앞부분으로 앉게 된다. - 잘못됨

3. 좌골의 정중앙 부분으로 앉을 때 척추가 길어지고 넓어지게 하는 데 도움이 된다. - 올바름

어떤 사람들은 앉으면 척추는 당연히 구부정해지는 것이라고 생각한다. 위의 그림에서 알 수 있듯이 좌골로 잘 앉았을 때, 척추가 바로 서고 머리-목-몸통의 균형을 잡는 감각이 회복된다는 것을 알 수 있다. 이것은 선 자세에서도 유지된다.

인간에게만 있는 수직 정렬의 놀라운 모습은 오랜 기간 진화해 온 것이다. 인간의 골격 구조는 수백만 년에 걸쳐 보다 효율적인 수직적 결합을 완성시켜 왔다. 이렇게 어렵게 이뤄 낸 올바른 정

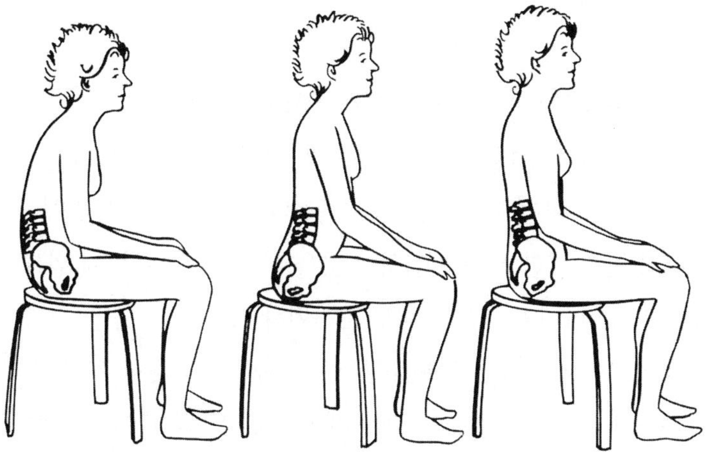

X – 좌골의 뒤쪽으로 앉기 X – 좌골의 앞쪽으로 앉기 O – 좌골의 정중앙으로 앉기

렬이 잘못 디자인된 가구 또는 몸의 잘못된 사용 습관으로 엉망이 되고 있는 것이다.

우리의 골격근들은 양쪽에 서로 짝을 이뤄 작용한다. 예를 들어 앞쪽 근육들은 뒤쪽 근육들과 상호작용을 한다. 척추가 길어지고 넓어질 때, 몸통을 감싸고 있는 모든 근육들은 짝을 지어 수직 정렬의 균형을 효율적으로 유지하는 역할을 한다. 그러나 구부정한 자세로 앉게 되는 순간, 등 근육들은 너무 늘어나고 몸통 앞쪽 근육들은 수축한다. 이런 경우 어떤 근육도 자신의 역할을 제대로 할 수 없게 된다.

4, 5번 디렉션

네 번째 디렉션 : 내 다리와 척추가 서로 분리된다

앉은 자세에서 다시 실험을 해보자. 다리와 고관절 부위에 불필요한 긴장이 있는지 관찰한다. 고관절의 위치를 찾으려면 무릎을 올려서 앞쪽 골반 부위의 접히는 곳을 만져 보면 된다. 네 번째 디렉션은 '내 다리와 척추가 서로 분리된다'이다.

엉덩이에서 다리로 연결된 강력한 근육들이 긴장하면 고관절을 자유로이 사용할 수 없고 허리가 삐끗하게 되는 원인이 된다. 이 디렉션을 주어 다리와 골반에 생긴 긴장을 해소한다.

고관절 근육들이 골반으로부터 분리될수록 긴장은 더 해소된

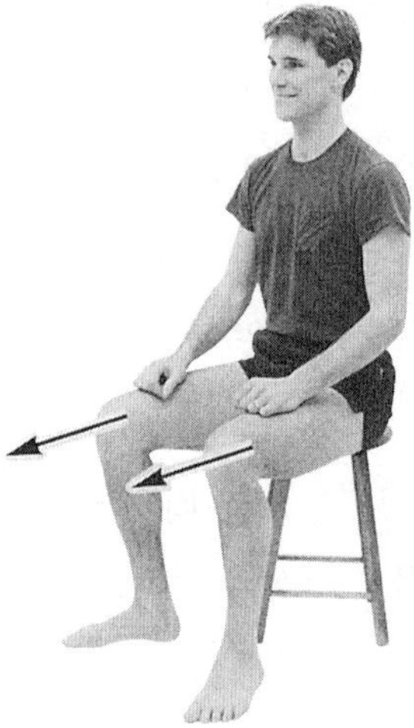

다리가 골반으로부터 분리되어
긴장이 해소된다.

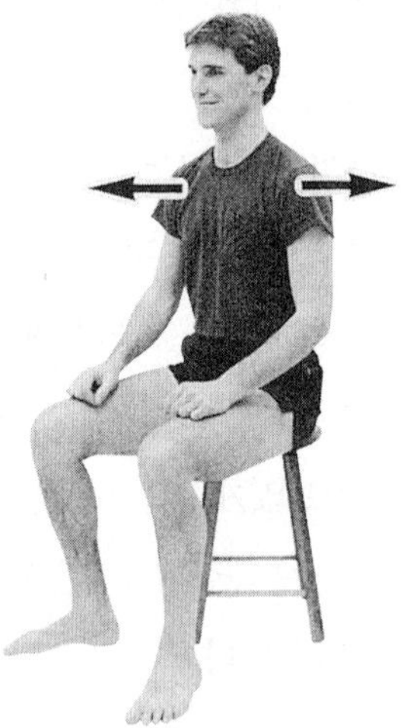

양옆으로 어깨의 긴장을 해소한다.

다. 긴장이 해소될수록 척추가 길어지면서 몸통의 정렬은 더 좋아진다. 앉은 자세가 더욱 편안해지고 있음을 자각해 본다.

다섯 번째 디렉션 : 내 어깨가 중심으로부터 넓어진다

지금까지 척추가 길어지고 넓어지게 함으로써 어깨가 균형을 되찾을 수 있는 조건이 되었다. 어깨는 언제나 척추의 정렬 상태에 큰 영향을 받는다.

당신은 종종 어깨를 뒤로 젖히면서 강제로 어깨를 교정해 보려 했을 것이다. 그러나 이제부터는 그렇게 하지 않기를 바란다. 대신 지금까지 설명한 네 가지 디렉션을 준 후에 '내 어깨가 중심으로부터 넓어진다'라는 디렉션을 이어서 준다. 어깨 근육의 긴장이 해소되면서 어깨는 더욱 균형을 이룬다.

디렉션을 '생각'하는 방법

디렉션을 적용하는 제일 좋은 방법은 매일매일 일상생활 중에 하는 것이다. 어떤 사람들은 디렉션을 생각할 때 정신적으로 자신의 몸과 교감하기 위해 눈을 감아야 한다고 믿는다. 그러나 나는 당신이 눈을 뜬 채로 하길 바란다. 왜냐하면 당신의 일상생활(운전, 식사, 책상 앞에서 업무 보기 등)은 모두 눈을 뜨고 하는 것들이기 때문이다. 눈을 뜨고 연습할수록 일상 속에서 몸의 올바른 사용을 적용하는 것이 보다 쉬워질 것이다.

그 외에도 디렉션을 잘 적용하기 위해 하루 10분~20분가량 누워서 (눈을 감고) 디렉션을 주는 것이 좋다. 나의 환자들 중에도 일상적으로 생활하다가도 근육의 긴장과 불편함이 자각되면 누워서 척추를 쉬게 한다. 또는 밤에 잠들기 전에 긴장과 피로를 풀기 위해 이 방법을 쓰기도 한다.

자기 이미지 바꾸기 : 추가적인 효과

자세 습관은 그저 근골격 구조에 해당되는 영역이 아니다. 이것은 자신이 스스로를 어떻게 느끼는지가 반영된다. 이를 자기 이미지(self image)라 하며, 자세 습관의 변화는 생각의 변화와 함께 이루어진다. 따라서 디렉션을 생각하는 것은 자신을 변화시키는 데 매우 유용하다.

디렉션은 몸의 구조를 조화롭게 하여 잘 움직이게 한다. 나의 많은 환자들이 스스로에게 부여했던 많은 부정적인 태도(볼품없다, 몸치 같다 등)를 자각하게 되었다고 한다.

4장

목의 통증

"당신의 머리 무게가 목을 짓누르지 않도록 하세요."

목 주변 근육들이 단단하게 굳어 있다는 것은 척추에 물리적인 압박이 있다는 것이다. 이것이 목의 통증을 일으키는 가장 흔한 원인이다. 해부학적 지식을 통해 그 이유를 차근차근 설명하고자 한다. 앞으로 배우게 될 모든 내용들은 당신의 몸이 지금보다 더 나아지고 건강을 유지하는 것과 관련된다.

해부학을 공부한 적이 없다면 이 내용들은 당연히 새로울 것이다. 있다 해도 정렬, 균형, 그리고 일상에서의 몸의 사용에 관한 연관성 때문에 특별하게 느껴질 것이다. 제일 먼저 이해해야 할 것은 목과 척추의 건강은 골격 구조의 최상부에서 일어나는 머리의 조절 능력에 달려 있다는 점이다.(언제나 몸을 균형 상태로 회복하려는 이 능력을 알렉산더는 중추조절[primary control]이라 불렀다. - 역주)

일상 속의 해부학

머리와 목의 골격 구조

척추의 맨 꼭대기에는 무려 12파운드(약 6kg)나 되는 머리가 무시할 수 없는 무게로 척추를 내리누르고 있다. 이 무게를 떠받들며 균형을 유지하는 척추 부분이 바로 매우 유연한 구조로 된 목이다. 척추의 뼈들을 추체라 하는데, 언제나 위쪽에 있는 추체가 아래의 것에 비해 작다. 위쪽 목뼈의 크기를 머리 크기와 비교해 살펴보자. 목의 만곡은 일반적으로 전만을 이루고 있다는 것도 확인한다. 만곡의 정도는 사람마다 다르다.

목의 추체는 상당히 넓은 운동 범위를 허용한다. 이들 추체 사이의 공간을 통해 신경들이 빠져나와 어깨, 팔, 손으로 나아간다. 목 주변에는 많은 관절과 인대, 디스크, 근육들이 자리 잡고 있다.

아래 그림에서 볼 수 있듯이 해부학적인 구조로는 머리가 목 위

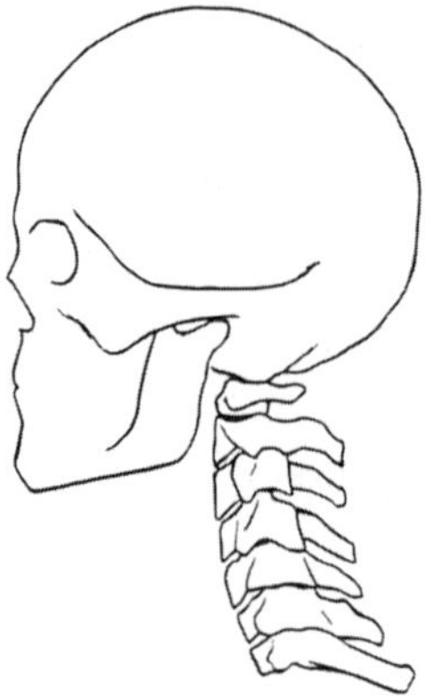

에 똑바로 있을 수가 없다. 이 그림에는 목 주변 근육들이 빠져 있는데, 바로 이들이 목 위에서 머리의 균형을 잡아 주는 역할을 한다. 누군가 의자에 앉아서 졸고 있을 때 목의 근육이 이완되는 순간, 머리가 균형을 잃고 툭 떨어지는 모습을 떠올려 보라.

목뒤 근육

목 주변의 모든 근육들이 머리 균형을 유지하는 역할을 한다. 특히 목뒤 근육들은 앞쪽 근육들보다 강하기 때문에 균형을 위한 더 큰 역할을 한다. 직접 목뒤에 손가락을 대고 위쪽을 향해 만져 보자. 어떤 근육들은 긴장되어 민감하게 느껴질 것이다.

목뒤 근육이 긴장으로 수축하게 되면 머리를 뒤와 아래로 끌어당긴다. 이때 목이 어떻게 압박되는지 두 손가락으로 확인해 보자.

목뒤 부위에는 후두하근이라는 작은 근육군이 자리 잡고 있다.

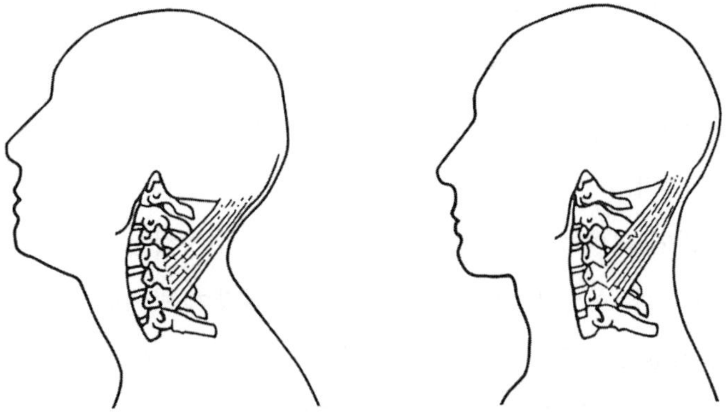

목 근육이 긴장으로 수축되어 머리를 뒤와 아래로 당긴다.

목 근육의 긴장을 해소하면 머리는 앞과 위를 향해 다시 균형을 찾는다.

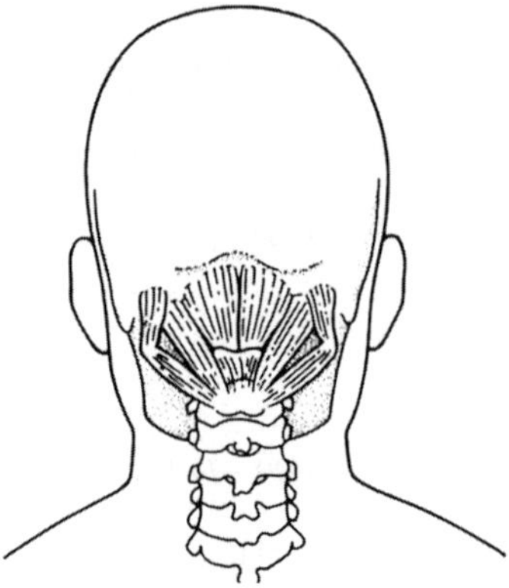

머리 뒤쪽 아래에 있는 후두하근 근육들

후두하근은 머리 뒷부분(후두골)에서 바로 아래 있는 상부 경추(목뼈 1, 2번)의 맨 윗부분들과 연결된다. 이 근육들이 마치 손으로 머리를 부드럽게 받쳐 목으로부터 가볍게 들어 올린다는 생각만으로도 목의 압박을 줄이는 데 도움을 준다.

또 중요한 부위가 승모근이다. 승모근은 두개골의 기저부에서부터 어깨와 등까지 망토처럼 덮고 있는 큰 근육이다. 손가락으로 어깨 위쪽과 날개뼈(견갑골) 사이를 가볍게 눌러 보면 승모근을 느낄 수 있다.

머리가 뒤와 아래로 젖혀질 때 어깨는 구부정해지고 근육의 섬유조직들은 혹사당한다. 그 결과 통증과 긴장이 발생한다. 승모근의 긴장을 해소할수록 머리와 어깨는 정확하게 균형을 다시 찾을 것이다. 그리고 점차 이 근육의 긴장으로 인한 모든 불편함이 사라질 것이다.

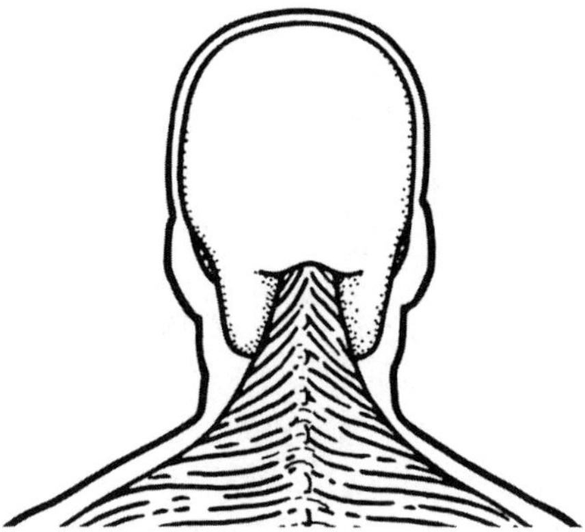

머리와 어깨를 연결하는 승모근 위쪽 부분

머리 골격의 균형

척추 맨 위에 무거운 머리가 어떻게 놓여 있느냐가 척추 건강에 큰 영향을 미친다. 머리의 잘못된 사용이 척추를 압박할 수도 있고, 올바른 사용이 척추를 길어지게 할 수도 있다. 많은 환자들이 어떻게 척추가 길어질 수 있느냐고 질문한다. 그 대답은 머리가 목 위에 어떻게 놓이느냐에 달려 있다.

만일 당신이 두 손가락 위에 두개골을 올려놓고 균형을 맞추려 한다면 바로 앞으로 굴러떨어질 것이다. 두개골의 머리-목 회전축(head-neck pivot point)을 기준으로 앞이 뒤보다 더 무겁기 때문이다. 다시 말해, 머리는 목의 꼭대기에 직각으로 자리 잡고 있는 것이 아니다. '우아한 불균형(elegantly unbalanced)'으로 자리 잡고 있다.

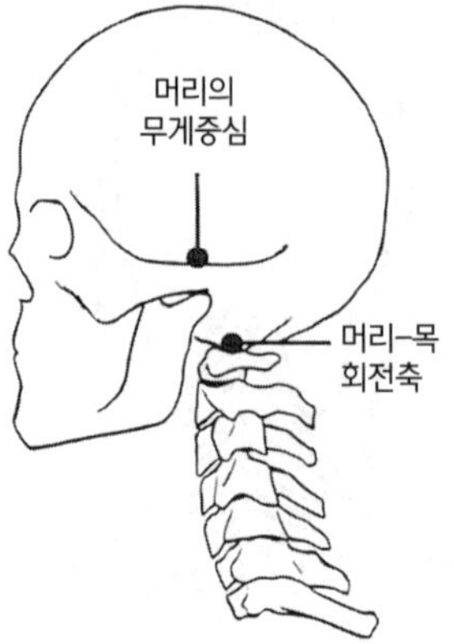

머리의 '우아한 불균형'

목뒤에 있는 강한 근육들이 머리 무게의 균형을 잡아 준다. 이 근육들이 수축된 상태로 균형을 유지한다면 목을 눌러 척추의 자연스런 정렬을 비틀어 버린다. 따라서 척추 전체 길이가 줄어든다. 이 해로운 상태는 최적의 근육 길이, 추체 사이의 이상적인 공간, 머리와 목과 다른 척추들의 정렬 등을 방해한다.

머리의 올바른 균형은 몸이 원래 갖고 있던 훌륭한 기능을 방해하는 불필요한 근육의 긴장을 없애 준다. 머리는 앞이 더 무거워 뒤쪽 근육이 이완되어 늘어나면 뒤로 꺾이는 것을 자동으로 막을 수 있다. 이렇게 목의 근육들이 제 역할을 할 수 있을 때 척추는 본연의 길이를 회복한다.

어린아이들은 앉거나, 달리거나, 기어오를 때 언제나 머리의 올바른 균형을 유지한다. 나이가 들면서 목 근육의 긴장이 균형을 방해하여 척추는 눌리고 목과 등에 여러 가지 문제가 일어난다.

머리의 올바른 균형 배우기

얼마나 효율적으로 머리 무게를 처리하느냐에 따라 목의 신경, 디스크, 관절, 근육 등의 건강이 좌우된다. 머리의 올바른 균형과 잘못된 균형의 차이를 구분할 수 있어야 한다. 계속 읽어 나가면서 이 차이를 탐구해 보자.

머리의 잘못된 균형

잘못된 균형에서 벗어나려면 머리가 '뒤와 아래로' 젖힌 상태에 있다는 것을 먼저 인식해야 한다. 3장에서 해보았던 연습을 다시 한 번 해보자. 한 손을 들어 새끼손가락 측면을 머리 밑에 댄 후, 근육을 긴장시켜 머리가 뒤와 아래로 젖혀지게 한다. 이 동작을 몇 번 반복하면서 목이 압박을 받는지 관찰한다.

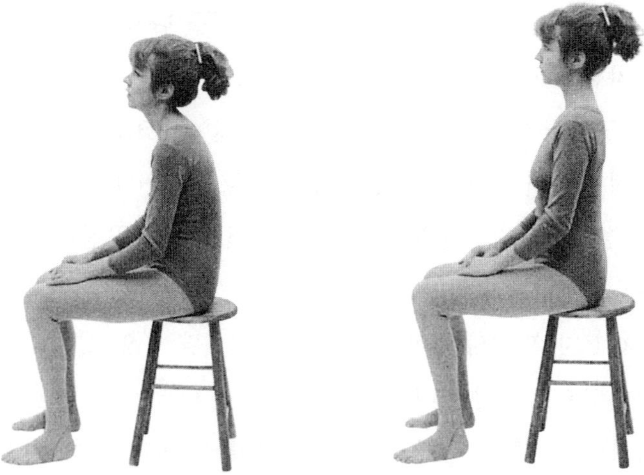

구부정하게 앉아 고개를 들어 앞을 볼 때 머리가 뒤와 아래로 젖혀져 목을 압박하고 있는 것을 자각하는 사람은 매우 드물다. 손가락 위에서 머리가 어떻게 균형을 잡는지 비교해 본다. 목이 눌려 머리가 균형을 잃었을 때 머리와 목이 어깨보다 앞으로 나오는 것을 관찰할 수 있다. 이렇게 잘못된 정렬로 인해 목의 하단부가 혹처럼 '튀어나온' 사람들도 있다.

머리의 올바른 균형

머리의 올바른 균형을 위해 1, 2, 3번 디렉션을 적용한다.

1. 내 목이 자유롭다.
2. 내 머리가 앞과 위로 향한다.
3. 내 척추가 길어지고 넓어진다.

목뒤 긴장된 근육과 이완된 근육의 그림을 다시 보자(59쪽). 그리고 자신의 목뒤 근육들을 시각화하면서 근육들의 긴장을 해소시킨다. 근육의 긴장을 해소하면서 그것이 길어지도록 허용한다. 동시에 척추가 더 길어지게끔 앉은 상태를 조절한다(머리가 기울어지지 않도록 주의한다). 만일 구부정한 자세였다면 이 과정을 통해 머리 뒷부분이 미세하게 올라가고 코는 살짝 낮아질 것이다. 이제 목뒤에 손을 대보자. 당신의 목이 길어져 있음을 느낄 수 있고, 머리도 어깨보다 앞으로 나가 있지 않을 것이다.

여기서 중요한 것은 올바른 자세를 만들어 내려고 애쓰지 않는 것이다. 머리의 절대적인 위치란 없다. 따라서 머리 위치를 교정하려는 생각은 너무도 제한적이어서 목을 더 긴장시킬 수 있다. 단지 머리가 균형을 이뤄 목 위에서 자유롭게 움직일 수 있는 것을 생각하고 허용한다. 척추를 편안하게 편 상태에서 주위를 둘러보는 움직임을 연습해 본다.(올바르게 하려는 의도로 인해 긴장이 유발되기 때문에 디렉션을 준 후에 몸에 맡기는 것이 중요하다. - 역주)

일상 속에 적용하기

하루에도 수없이 반복되는 일상적인 동작에서 머리의 올바른 사용법을 소개한다. 연습에 앞서 척추 전체가 펴져 있는지를 확인한다. 구부정한 자세로 앉아 있는 동안에는 머리를 정확하게 사용하는 것은 불가능하다.(그렇다고 인위적으로 펴지 말고, 좌골로 앉아 자신에게 편안한 상태에서 시작한다. - 역주)

아래를 내려다볼 때

오랜 시간 고개를 숙인 채 일한다면(읽기, 타이핑, 바느질 등) 머리와 목의 정렬 방법에 따라 상해를 입을 수도 도움을 받을 수도 있다. 대부분의 사람들이 하는 가장 흔한 실수가 머리와 목을 아래로 떨군 채 일한다는 것이다. 이 자세는 목을 심하게 끌어당겨 나머지 척추와의 정렬을 무너트린다. 뭐가를 하기 위해 고개를 아래로 떨구는 것은 불필요할 뿐더러 목의 구조에도 매우 해롭다. 다음

두 사진을 비교해 보자.

아래를 내려다볼 때의 올바른 사용은 목 근육의 긴장을 충분히 해소시키고 머리만 살짝 앞으로 기울어지는 것이다. 내려다보는 동안, 목에서 머리가 편안하게 위를 향하고 척추는 계속 길어진다고 생각한다. 정면을 보는 상태에서 자연스럽게 머리를 앞으로 살며시 기울여 책을 보는 연습을 여러 번 해본다.

일에 집중하다 보면 자신의 강한 습관에 의해 머리와 목, 어깨가 앞으로 향한다. 그럴수록 점차 상체를 아래로 누르듯이 움직이기 시작하는 것을 관찰할 수 있다. 그럴 경우 스스로를 자제하는 알렉산더 테크닉의 훈련 과정이 필요하다(3장).

다음의 방법을 따라해 보자. 내려다보면서 무의식적 충동으로 척추가 구부정해지는 것이 관찰되었다면 잠시 멈춰 척추가 길어지

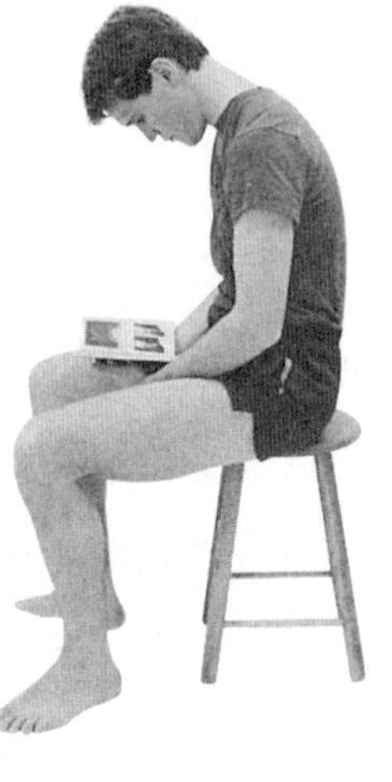

X – 머리와 목을 앞으로 떨어뜨려 척추를 압박한다.

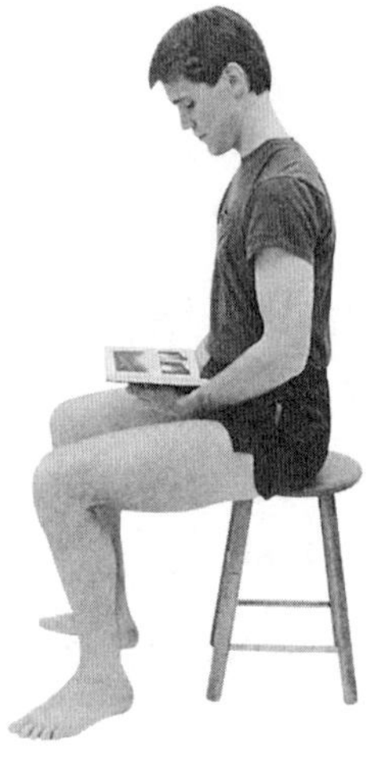

O – 머리와 척추가 위로 길어진 상태로 내려다본다.

는 시간을 허용한다. 자신에게 익숙한 반응이 시작되기 전에 먼저 잠시 멈춘다. 그렇게 함으로써 올바른 사용 방법에 따라 몸이 스스로 진행할 수 있는 기회를 준다.

내려다볼 때의 올바른 움직임이 목에 어떠한 영향을 주는지 느껴 보자. 정면을 보는 상태에서 손가락을 목뒤에 댄 후 고개를 천천히 아래로 기울일 때, 손가락 끝에서 목의 뒷부분이 펴지듯 늘어나는 것을 경험해 보자. 이것으로 압박을 받던 몸의 구조들 간의 긴장을 해소시킬 수 있다.

위를 올려다볼 때

어쩌면 당신은 머리를 뒤로 젖히는 것이 무조건 잘못된 것인가 궁금할 것이다. 그렇지 않다. 눈높이보다 위에 있는 것을 쳐다보

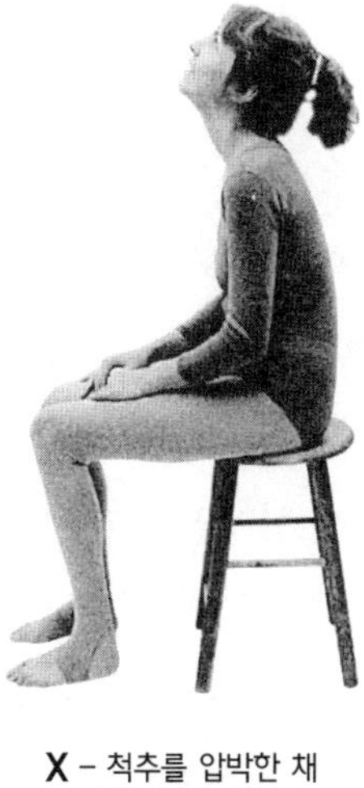

X – 척추를 압박한 채 올려다보고 있다.

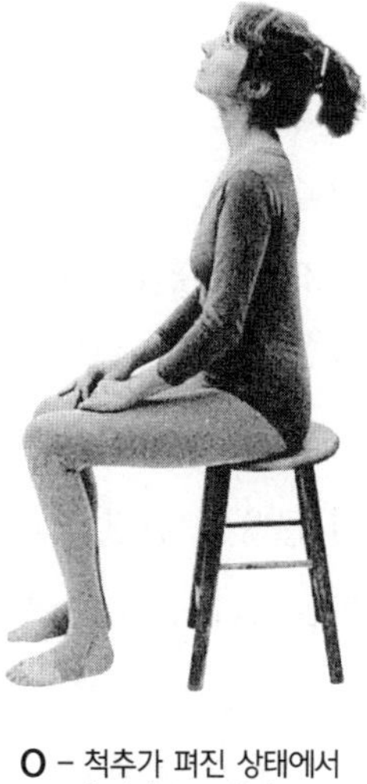

O – 척추가 펴진 상태에서 올려다보고 있다.

거나 스트레칭할 때나 어떤 목적을 위해 자연스레 이루어지는 움직임이다. 머리를 뒤로 젖히는 것이 습관화되어 반복되는 것이 해로운 것이다.

대부분의 사람들이 저지르는 잘못이 위를 올려다볼 때 척추 전체를 압박한다. 척추 길이를 유지하는 경우에도 정교한 목의 구조에 무리를 줄 수 있다. 이를 보호하기 위해 척추가 길어진다고 생각한다. 이것이 머리를 잘 받치게끔 도와준다.

척추 길이가 줄어들지 않고 올려다보는 연습을 한다. 먼저 정면 혹은 아래를 보며 목뒤 근육들의 긴장이 해소된다고 생각한다. 머리가 뒤로 젖혀지면 목뒤 근육들은 당연히 짧아진다. 이때 올려다보는 충동과 함께 습관적으로 구부정한 자세를 취한다면 이것을 관찰한 후 잠시 멈춘다. 그리고 자신의 척추 전체가 길어지면서 위를 향한다고 생각한다.

옆을 돌아볼 때

고개를 옆으로 돌릴 때 몸의 잘못된 사용은 목이 받는 압박이 심해지는 요인이 된다. 대부분의 사람들이 이때에도 머리를 뒤와 아래로 젖히면서 척추를 압박한다(눈높이보다 위쪽을 바라볼 때에만 머리를 뒤로 기울여야 한다). 옆의 두 사진을 보자.

목뒤 근육의 긴장을 해소하면서 척추가 길어진 상태에서 고개를 옆으로 돌리는 연습을 몇 번 해보자. 뒤로 젖혀지는 느낌 없이 고개를 옆으로 돌리는 것이 처음에는 어색할 것이다. 하지만 어린 시절의 당신은 정확하게 이 방식으로 몸을 사용했다(어린아이들은

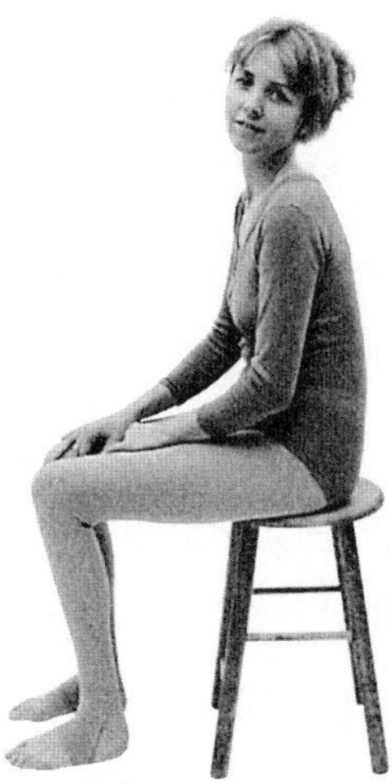

X – 옆을 돌아볼 때 머리가
뒤와 아래로 젖혀진다.

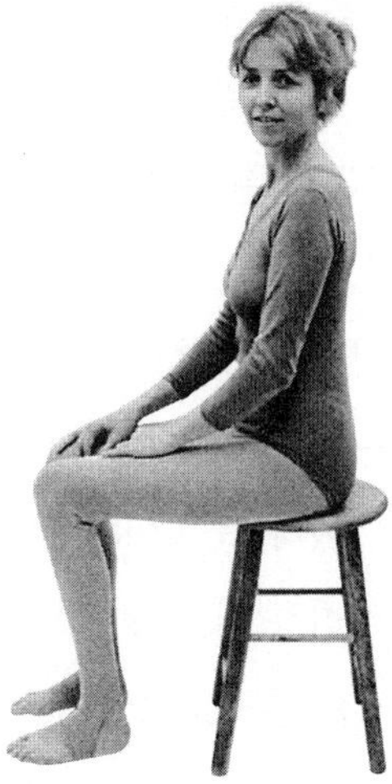

O – 옆을 돌아볼 때 척추가 길어지고
머리는 앞과 위로 균형을 잡는다.

구부정해지는 습관이 생기기 전까지는 올바른 방법으로 고개를 돌린다).

아침에 깨어날 때마다 목이 뻣뻣한 느낌이라면, 고개를 올바르게 돌리는 방법만으로 통증이 훨씬 덜해지는 것을 알게 될 것이다.

보다 쉽게 머리와 목을 사용하는 위의 세 가지 방법을 연습한 후, 당신은 일상 활동에서 목이 덜 긴장한 채 움직이고 있음을 알게 된다. 이것만으로도 당신을 여유 있게 만들 것이다. 움직임을 관찰하는 시간을 더 가질수록 해로운 습관은 줄고, 유익한 사용 방식이 늘게 될 것이다.

안경을 쓴 경우

안경 쓴 사람들은 때때로 안경이 머리와 목의 올바른 사용을 방해한다는 것을 안다. 안경을 헐겁게 걸치고 있을 경우, 안경이 미끄러져 내려가지 않도록 머리를 뒤로 젖히는 습관이 생긴다. 이때는 안경을 필요한 만큼 자주 조정해서 안정되게 맞춰 줘야 한다.

나는 이중초점렌즈 안경을 쓰고 있을 때에도 문제가 생기는 것을 발견했다. 눈높이나 그보다 더 위에 있는 것을 읽을 때 어쩔 수 없이 머리를 뒤로 젖히게 된다. 왜냐하면 안경렌즈 아래쪽에 있는 이중초점 영역을 통해 봐야 하기 때문이다. 서점 게시판을 보거나 책을 찾아볼 때도 흔히 경험한다. 그럴 때는 척추 길이를 유지함으로써 긴장을 최소화한다. 읽기를 마친 후에는 목뒤 근육들의 긴장을 해소시키고 잠시 내려다봄으로써 좀 더 편안해질 수 있다.

이중초점렌즈가 차지하는 부분이 당신이 독서를 하는 자세보다 약간 높거나 낮은 경우 머리와 목에 무리를 줄 수 있다. 독서할 때마다 목의 통증이 있다면 이중초점렌즈를 다시 맞춰 문제를 해결하는 것이 좋다.

어떤 사람들에게는 특별한 상황에 맞춘 전문직업용 렌즈가 필요하다. 눈높이 위와 아래를 번갈아가며 읽으며 계속 목뒤가 기울어진 채 일하는 사람을 만난 적이 있다. 그는 이중초점렌즈를 위아래로 넣어 다시 만들어 착용함으로써 무리한 동작을 줄일 수 있었다. 안경 아래쪽과 위쪽에 이중초점렌즈를 넣었고 원거리를 볼 때는 중간 쪽으로 보았다.

가까운 것을 보는 일을 하거나, 컴퓨터로 일을 하거나, 피아노

악보를 편안하고 깨끗하게 읽을 필요가 있다면 보는 거리에 맞춰진 특별한 안경을 쓰는 것이 좋다. 잘 맞는 안경은 더 좋은 시력과 함께 더 나은 머리-목-몸통의 정렬을 유지하게 해준다.

의학적 문제들에 적용하기

잘못된 자세 습관으로 목의 정교한 구조들은 손상되기 쉽고 때때로 의학적 문제로까지 악화된다. 일상 속에서 머리와 목의 사용을 개선함으로써 질병 회복에 도움을 줄 수 있다.

신경 압박

목의 신경들이 눌리면 어깨, 팔, 손으로 통증이 자주 일어난다. 당신에게 그런 통증이 있고 의사가 통증의 원인이 목에서부터 시작되었다고 진단했다면 머리와 목의 올바른 사용은 필수적이다.

두 추체 사이의 공간으로 빠져나오는 신경들은 그 공간이 좁아지면 눌릴 수밖에 없다. 흔히 목뒤의 강한 근육들을 잘못 사용함으로써 발생한다. 따라서 이 근육들을 이완해 주면 신경에 더 많은 공간을 만들어 통증을 경감시키거나 사라지게 한다.

한 환자는 첫 번째 알렉산더 테크닉 레슨을 받는 동안 자신의 통증을 수도꼭지처럼 열거나 닫을 수 있다는 것을 알게 되었다. 즉, 머리를 뒤와 아래로 움직이면 손에 통증이 느껴졌으나, 머리를 앞과 위로 움직이면 통증이 사라졌다.

관절염

골관절염(뼈의 관절면을 감싸는 관절 연골이 마모되어 통증과 변형이 일어나는 질환)은 정상적인 노화 과정이라 생각될 정도로 흔한 관절 질환이다. 목의 관절염은 몸의 사용을 개선할수록 점차 통증을 경감시키고 근육의 경직을 풀어 준다. 목의 근육들이 긴장할수록 관련된 관절들의 움직임은 더 많은 제약을 받는다. 따라서 이러한 긴장을 해소해 주면 관절의 움직임은 더 넓어질 수 있다.

관절염 중에서 골돌기체(척추나 관절 주변의 뼈에 덩어리가 생기는 것) 또는 골극(뼈 조직의 염증이나 변화로 인해 뼈의 표면에 새로 생기는 뼈)으로 인한 통증으로 많은 사람들이 힘들어 한다. 몸은 과도한 압박과 물리적 스트레스를 받는 뼈에 칼슘을 쌓아 둔다. 이럴 경우 물리치료와 여러 가지 방법으로 압박을 줄이면서 목의 긴장을 풀어 간다면 효과적일 것이다. 또한 골극이 형성되는 것을 미리 예방할 수 있다.

목의 경직

목의 통증의 주요 원인은 근육들의 만성적인 긴장 때문이다. 목 주변 근육들의 지속적인 경직이 근육 섬유들의 형성을 방해하며 경축(자극에 의해 근육의 이완이 지연되는 일)을 야기하기도 한다.

이러한 통증이 있다면 아마도 전화 통화할 때, 책상에서 일할 때, 운전할 때마다 목에 긴장을 주고 있었을 것이다. 이 정도의 근육 긴장을 하지 않고서는 그런 활동들을 할 수 없다고 생각할지도 모른다. 장담컨대 생각만으로도 근육을 긴장시킬 수도 있고 긴장을 사라지게 할 수도 있다. 머리의 올바른 사용에 대한 자각이 높아질수록, 통증을 일으키는 긴장 패턴을 알아차리고 변화시킬 수 있는 능력이 생긴다.

긴장성 두통

목 근육들의 긴장에서 비롯되는 두통은 매우 흔하다. 일을 할 때 오랫동안 구부정하게 있으면서 머리-목-몸통의 정렬이 잘못되어 일어날 수 있다. 또한 감정적인 스트레스로 인해 일어날 수도 있다. 첫 번째에 대한 것은 이미 설명한 바 있다.

두 번째, 감정의 반응으로 일어나는 목 근육의 긴장은 해소되기가 어려운 편이다. 여기서 권장하고 싶은 것은 알렉산더 테크닉의 디렉션을 적용하는 것이다. 스트레스를 받을 때 반응하는 근육들을 관찰한 후, 전신의 긴장을 해소하는 디렉션을 사용한다. 고통스러운 두통을 미리 예방하는 데도 효과가 있을 것이다.

편타성 손상

편타성 손상은 머리가 강력하게 앞뒤로 빠르게 흔들려 목 구조에 외상이 발생하여 생긴다. 교통사고가 가장 흔한 원인이다. 스스로 목 근육의 긴장을 해소하는 방법을 배우고, 지속적으로 척추의 정렬을 좋게 한다면 치료의 결과를 더욱 좋게 해줄 것이다.

편타성 손상의 경우 심한 통증으로 인한 발작이 일정한 주기로 일어난다. 이 통증으로 근육은 더 긴장하고 통증이 더욱 심해지는 악순환이 반복된다. 긴장을 해소하는 방법을 배운다면 이러한 증상을 초기에 예방할 수 있다.

심각한 목 손상 이후 재손상되지 않으려면 지속적인 보호가 필요하다. 척추 전체를 함께 고려하지 않고서는 이 문제를 다루기가 힘들다. 왜냐하면 목의 섬세한 구조들에 생긴 심각한 손상은 척추와의 연결을 견뎌내기 어려워 언제라도 재발하기 때문이다. 양치질을 할 때나 전화를 받을 때 등 일상적인 활동을 할 때도 재발할 수 있다.

만일 당신이 편타성 손상을 입었다면 5, 6장의 전체적인 척추와 어깨의 올바른 사용에 대한 자세한 정보를 참고하길 바란다.

일자목

과도한 일자목은 전만된 목에 비하면 흔한 경우는 아니다. 그러나 이 역시 고통스럽다. 선천적으로 갖고 태어나는 사람도 있지만, 대개 아래턱을 목 쪽으로 강하게 당기는 습관 때문에 많이 생긴다. 어떤 사람들은 요가의 어깨 서기 자세(어깨로 물구나무 서는 자세)에 열중한 나머지 너무 많이 한다거나, 적절히 받쳐 주지 않은 채 목 뒤의 근육과 인대에 과도한 스트레칭을 했을 경우에도 목의 구조가 일직선이 되기도 한다.

척추의 자연스러운 만곡은 매우 중요하므로 평평해지는 것은 곤란하다. 만일 당신이 이런 경우라면, 모든 움직임에서 근육의 긴장을 해소하면서 목을 자유롭게 한다. 그러면 머리와 목은 드라마틱하게 균형을 이루게 될 것이다. 물론 척추 전체의 정상적인 움직임을 천천히 회복시키는 연습을 함께 해나가야 한다(11장 참조).

5장

요통

"허리는 경첩처럼 움직이지 않는다."

척추의 허리 부위는 주의 깊게 살펴볼 필요가 있다. 왜냐하면 가장 많은 문제를 일으키는 영역이기 때문이다. 척추는 유연성과 힘을 모두 제공하는 훌륭한 구조물이다. 그러나 제대로 통합해서 사용할 때 그러하다. 우리는 이미 잘못된 자세 습관이 척추에 해롭다는 것을 알고 있다. 허리 구조가 전체적인 구조 속에서 어떻게 기능하는지를 먼저 이해하면 훨씬 올바른 사용을 할 수 있게 될 것이다.

일상 속의 해부학

몸통

몸통을 하나의 '기능적 단위'로 인식하기 바란다. 다음의 그림은 그것을 시각화하는 데 도움을 줄 것이다. 몸통의 허리는 매우 유연

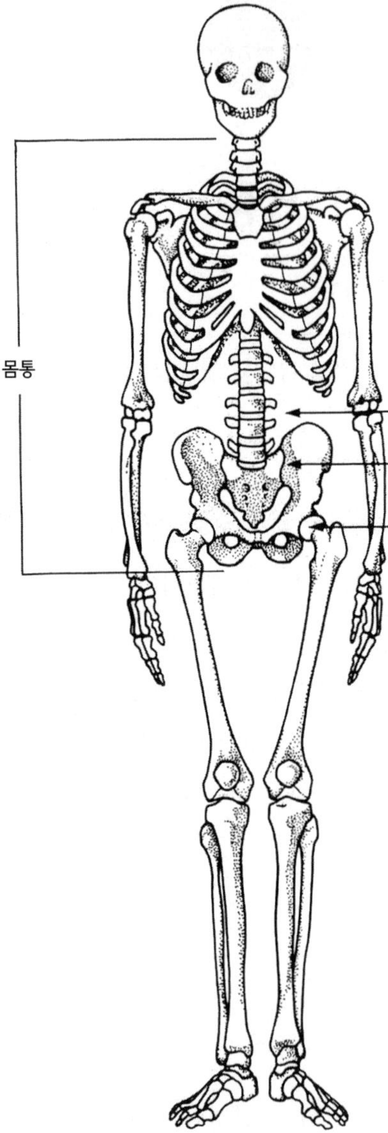

몸통을 하나의 기능적 단위로 인식한다. 허리와 고관절 사이의 상당한 거리에 주의하자.

하나 경첩처럼 설계된 것이 아니므로, 하나의 덩어리로 단순하게 작동하는 부분이 아니다.

허리는 유니콘처럼 상상의 창조물이다. 개념으로만 존재할 뿐 실체가 아니다. 따라서 진짜라고 여기고 실재하는 무엇으로 간주한다면 많은 문제들이 발생한다. 이런 불완전한 생각이 잘못된 사용으로 이어져 결국 수많은 요통의 원인이 된다.

척추의 유연성은 잘못된 사용만 아니라면 춤을 추거나 운동 및 스포츠 활동 등에 아무런 문제가 없다. 그러나 그 유연성을 잘못 사용했을 때 척추는 쉽게 손상을 입는다. 허리를 접거나 허리를 계속 구부려서 구부정한 방식으로 척추를 잘못 사용하면 안 된다.

골반과 척추의 기저부를 이어주는 천장관절(sacroiliac joint, 척추의 끝부분인 천골과 골반의 장골을 결합한 부분)에 대해 들어 봤을 것이다. 이곳은 매우 단단하게 연결되어 있으며, 움직임이 많이 일어나는 곳이 아니다. 따라서 허리를 구부리거나 구부정하게 앉을 때 잘못하면 천장관절을 지탱하는 인대에 염좌가 발생할 수 있다.

아래의 8개월 된 아기의 사진을 보면 몸통의 구조적인 통합을 잘 보여 준다. 우리도 어렸을 때에는 이처럼 우아한 방식으로 앉았었다. 몸통 전체(척추, 골반, 어깨)가 올바르게 정렬되어 있음에 주의한다. 아기의 머리가 목 위에서 균형을 이루고 있다. 뒤와 아래로 젖혀지지 않았

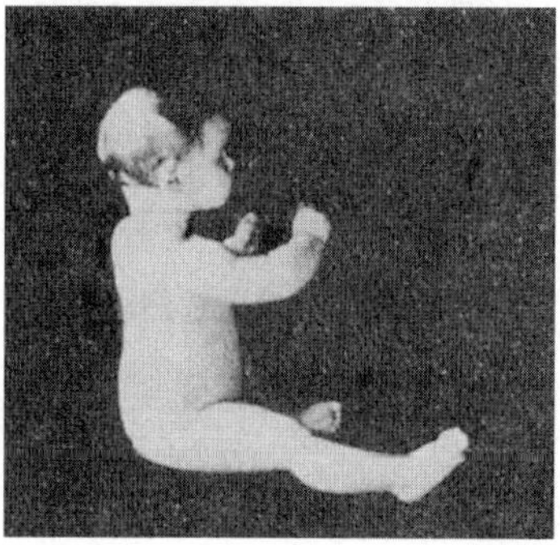

고 위를 향해 있다. 또한 척추 전체는 자연스럽게 펴져 있다.

고관절

고관절은 몸통과 다리가 결합하는 부위다. 유연성이 없는 천장관절과는 반대로 고관절은 절구관절(한쪽 관절면은 절구 같고 다른 쪽은 공과 같아 절구 속에서 공이 움직이듯 운동이 일어나는 관절)처럼 설계되어 있어 움직임의 범위가 매우 넓다. 무릎을 벌릴 수도 있고, 안쪽과 바깥쪽으로 돌려 볼 수도, 가슴 쪽으로 무릎을 올릴 수도 있다. 이 모든 움직임들이 고관절에서 일어난다.

당신은 허리 아래로 고관절이 멀리 떨어져 있는 것에 놀랄 수도 있다. 앞의 그림을 다시 보자. 그 거리를 쉽게 시각화해 볼 수 있다. 앉아 있을 때 고관절의 정확한 위치를 알기 위해, 골반 앞부분 양 끝에 툭 튀어나온 뼈(전상장골극)를 손가락 끝으로 만져 보자. 그런 후 안쪽 아래를 향해 내려가다 보면 접혀진 다리와 만나는 포인트가 있다. 바로 거기에 고관절이 위치한다.

고관절 주위에는 많은 힘을 쓰는 근육들이 자리 잡고 있다. 이들이 경직되면 골반의 안정성을 유지하던 구조적 정렬을 무너뜨려 허리를 삐끗할 수 있다. 요통을 해결하려면 고관절을 자유롭게 하는 것이 매우 중요하다.

간단한 연습을 해보자. 당신이 서 있는 모습을 마음속으로 그려본다. 그리고 몸의 윗부분과 아랫부분으로 나누어 본다. 당신은 어디를 기준으로 나누는가? 대부분 허리를 기준으로 할 것이다. 그러나 골격 구조로 보나 기능적으로 보나 허리는 이런 기준으로는 적합하지 않다. 지금부터는 고관절을 몸의 위아래를 구분하는 기준으로 하기 바란다.(허리를 기준으로 움직이면 몸을 사용하는 데 있어 효율성이 매우 떨어진다. - 역주)

척추

척추를 구성하는 구조물에는 추체(척추의 뼈), 디스크, 인대, 신경근, 후관절(척추 후면 쪽에 위와 아래 각각의 추체를 연결시켜 주는 관절) 등이 있다.

척추 디스크 : 각각의 추체는 디스크로 분리되어 있다. 척추 디스크는 섬유성 외막과 부드러운 젤라틴 물질로 이루어져 있다. 움직일 때 충격을 흡수하는 장치로써 체중 부하를 견디는 기능을 한다. 또한 유연하기 때문에 척추의 움직임을 향상시킨다. 디스크들은 척수나 신경뿌리보다 척추 앞부분에 위치해 있다.

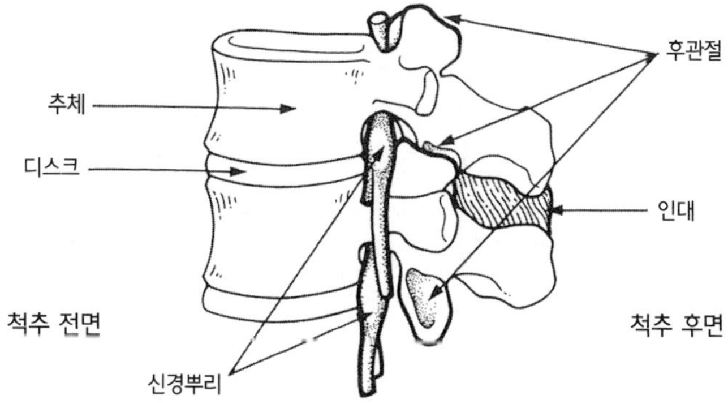

척추 디스크는 잘못된 자세 습관에 매우 취약하다. 디스크가 '튀어나왔다'는 말은 디스크의 일부가 척수와 신경뿌리 방향(뒤쪽)으로 팽윤되어 삐져나온 것을 의미한다. 디스크 탈출은 중심부에 있던 젤라틴 성분이 섬유성 외막을 뚫고 일부 또는 전부가 흘러나온 것이다. 디스크 돌출은 척추관과 신경뿌리를 향해 뒤쪽으로 디스크가 몰린 것을 의미한다. 이 같은 디스크의 잘못된 상황을 잘 시각화한다면, 디스크 문제를 일으키는 잘못된 자세 습관을 피하는데 도움을 줄 것이다.

아래 그림을 비교해 보자. 오른쪽의 디스크는 압력에 의해 비틀려 있다. 이런 비틀림은 종종 일어날 수 있지만, 한쪽 방향으로 오랫동안 지속하는 자세를 취하지 않는다면 해롭지 않다. 그러나 계속 구부정하게 다닌다면 디스크는 점진적으로 요추에 있는 척수와 신경뿌리를 향해 뒤쪽으로 밀려나간다. 구부정한 자세가 실제로 디스크 탈출을 야기하지 않는다 하더라도, 허리를 앞으로 구부린 채 너무 많은 일을 한다면 디스크 외벽이 약화될 수 있다.

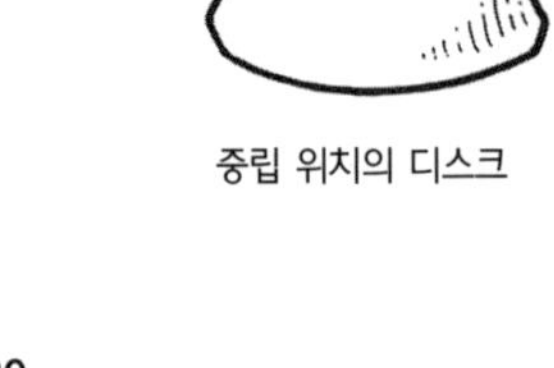

중립 위치의 디스크

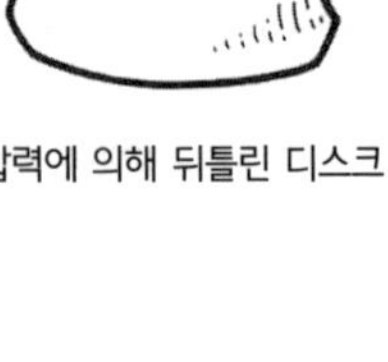

압력에 의해 뒤틀린 디스크

불안을 자극하는 척추 디스크에 대한 두 가지 오해를 바로 이해시키고자 한다.

1. 어떤 사람들은 디스크가 고정되어 있지 않고 쉽게 미끄러져 버리는 것으로 생각한다. 이런 오해로 '헐거워진' 디스크가 자주 생겼다면서 걱정한다. 헐겁다? 그러나 이것은 오해이고 틀린 말이다. 디스크는 젖은 비누처럼 쉽게 미끄러지지 않는다. 디스크의 일부가 원래 위치에서 튀어나오거나 탈출하는 경우는 있을지언정, 척추 디스크는 매우 안정적으로 위와 아래의 추체에 강력하게 붙어 있다.

2. 어떤 사람들은 손가락으로 자신의 척추 디스크를 느낄 수 있다면서 걱정한다. 뒤쪽으로 손을 뻗어 척추에 대보자. 느낄 수 있는 것은 추체 뒷부분의 뼈와 양쪽의 근육들뿐이다. 훨씬 앞에 있는 디스크는 만질 수가 없다. 설령 디스크가 터지거나 탈출했다 해도 디스크를 만져 보거나 겉에서 더듬어 볼 수는 없다.

후관절 : 추체들은 뒤쪽에 있는 작은 활주관절(관절면에서 미끄럼 운동만 가능한 관절)에 의해 서로 연결되어 있다. 후관절은 척추의 유연성에 기여한다. 허리가 원래보다 더 큰 만곡을 이룰 때 이 작은 관절은 더 많은 체중 부하를 감당해야 하고 쉽게 압박을 받는다. 초과된 체중 부하가 후관절을 자극하고 섬세한 이들 구조는 손상을 입기 쉬워 결국 통증을 야기한다. 점차 관절의 유연성도 감소하게 된다.

이런 까닭에 일상생활에서 얼마나 척추를 잘 정렬하느냐에 따라 후관절의 건강 상태가 좌우된다. 몸통 전체가 길어지고 넓어짐으로써 관절이 좋은 배열을 유지하면, 하부 척추가 견뎌야 할 체중 부하는 후관절이 아닌 본래의 기능대로 추체의 앞부분과 디스크가 감당하게 된다.

척추 인대 : 인대는 강하고 유연성이 있는 조직으로 신체의 모든 관절을 가로질러 관절에 가까운 뼈를 직접 연결시킨다. 섬세한 구조물에 손상을 가할 수 있는 과도한 움직임을 마치 안전핀처럼 제한시킨다. 척추도 인대에 의해 받쳐지고 안정성을 얻는다. 어떤 것은 길어서 척추 전체를 가로지르고, 어떤 것은 짧아 위 또는 아래에 이웃한 추체들을 연결시킨다. 일상에서의 자세 습관은 척추 인대에 영향을 미친다. 구부정하게 앉는 자세는 점차 허리 인대를 효율적으로 받쳐 주지 못할 정도로 과도하게 늘려 버린다.

복부 근육

허리한테 복부 근육들만큼 훌륭한 협력자는(종종 잘못 사용되기는 하지만) 없을 것이다. 복부 근육들이 제공하는 완벽한 지지력은 마치 천연의 코르셋과도 같다. 아무리 자신의 복근이 불만스러워도 이들은 충분히 자기 일을 잘 수행할 수 있는 능력이 있다. 설령 복부에 수술을 받았더라도 이 놀라운 근육들을 당신의 허리를 제대로 받칠 수 있도록 훈련하여 강화시킬 수 있다.

복부 근육(외복사근, 내복사근, 횡복근, 복직근)들은 여러 층으로 되어

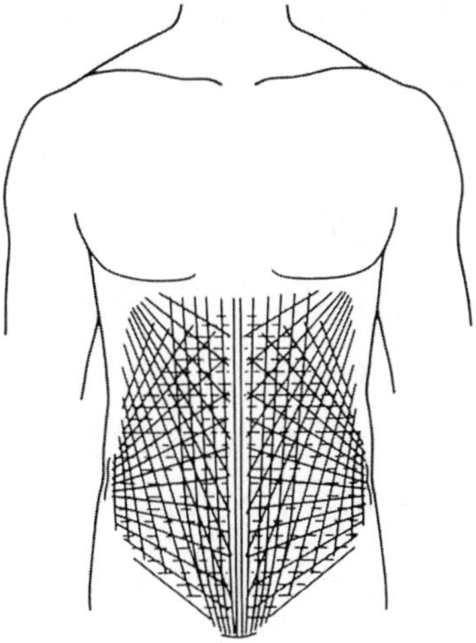

복부 근육들의 서로 다른 방향의 선들. 사방으로 늘어나는 코르셋을 연상시킨다.

있다. 가장 주목할 것은 각각의 층들이 서로 다른 방향으로 몸을 받쳐 주도록 설계되어 있다는 것이다. 그 결과 사방으로 늘어나는 코르셋과 유사하다. '위장 근육'이라 오해하기도 하는데, 위장 근육은 위장 주변을 넓게 덮고 있을 뿐 그 기능은 다르다. 11장에 복부 근육을 효율적으로 훈련하는 방법을 소개하였다.

허리의 올바른 사용 배우기

허리의 올바른 사용을 배우는 좋은 방법은 당신이 하루에도 여러 번 하는 활동 중에 하는 것이다. 알렉산더는 항상 수업의 시작을 의자에 앉고 일어서는 것부터 했다. 나도 그렇게 할 것이다.

등받이가 있는 딱딱한 의자와 전신 거울이 필요하다. 당신의 옆 모습을 볼 수 있도록 거울을 의자 측면에 둔다. 정면을 보고 의자의 앞쪽 모서리에 앉는다. 배우는 동안 올바른 움직임을 쉽게 하고, 허리의 정렬 상태를 볼 수 있도록 하기 위해서다(바르게 움직이는 법을 배운 후 익숙해지면 의자 깊숙이에도 앉을 수 있게 된다).

앉아 있는 정렬 상태를 수정하기 위해 필요에 따라 척추가 길어지도록 허용한다. 만일 지금 등이 굽어 있다는 것을 느낀다면 척추의 길이를 유지하면서도 옆으로 넓어지는 것을 허용한다. 그러면 편안하게 만곡을 줄일 수 있다. 여기서 중요한 것은 허리를 꼿꼿이 세우는 것이 아니다. '똑바로 세워라'는 식의 조언은 오히려 근육들을 더 긴장시켜 자유롭게 움직이는 것을 방해한다.

척추는 결코 수직이 아니라는 것을 기억하자. 척추는 자연스러운 곡선으로 되어 있고 유연하다. 의자에 앉아 있을 때 척추는 좀 더 수직적이 되지만, 운동할 때는 훨씬 더 탄력적이고 유연하다. 척추가 길어진다는 디렉션은 어떤 활동을 하든 척추가 올바르게 정렬되어 움직이도록 돕는다.

몸의 올바른 사용을 위한 4가지 디렉션을 떠올린다.

1. 내 목이 자유롭다.
2. 내 머리가 앞과 위로 향한다.
3. 내 척추가 길어지고 넓어진다.
4. 내 다리와 척추가 서로 분리된다.

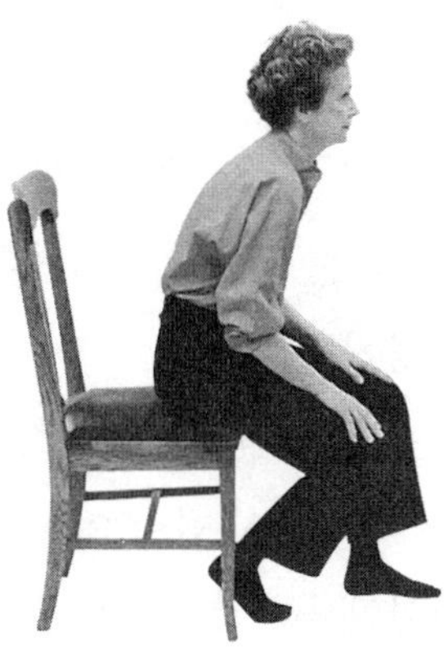

X – 일어서려 할 때 허리가 둥글게 된다.

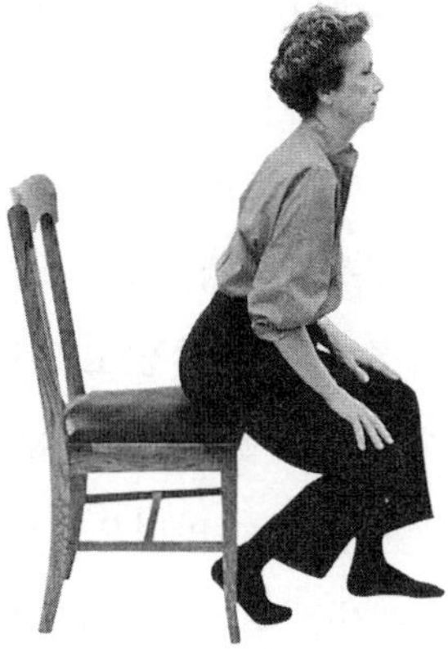

X – 허리를 지나치게 활 모양으로 펴고 있다.

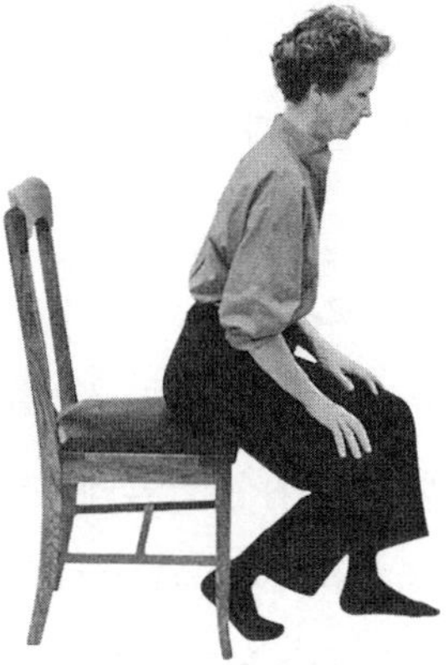

O – 몸통이 길어지고 넓어진다.
머리가 척추를 이끌어 길어진다.

곧장 움직이려 하지 않는다. 조용히 앉아서 디렉션을 몇 번 주면서 몸 스스로가 이 영향을 받아들여 움직이려는 순간 자연스럽게 흘러가듯 움직인다.

거울로 관찰하기

머리가 척추를 이끌어 길어진다는 생각과 다리가 척추로부터 자유로워진다는 생각을 하는 동안에 여러 번 몸을 천천히 기울여 본다. 이때 등이 굽어지는지 그 반응을 관찰한다. 거울을 보면서 편안하게 앞으로 기울어지는지 관찰한다(거울을 보기 위해 머리를 돌릴 때 척추가 길어지는 것이 방해받지 않도록 한다).

이제 일어섰다 앉았다를 몇 번 해보자. 오랫동안 습관화된 방식으로 구부정하게 몸을 기울이며 일어난다는 것을 알아차렸다면, 좀 더 속도를 늦춰 앉고 일어서기를 신중하게 한다.

디렉션을 생각하는 것에 집중하고, 움직일 때에도 그 생각들을 계속한다. 이런 방법으로 서거나 앉을 때 평상시 몸이 어떻게 반응하는지를 배우게 된다. 천천히 움직이면서 척추가 올바른 정렬을 유지하는지 거울을 통해 살펴본다. 평소보다 다리를 움직이는 것이 좀 더 힘들게 느껴지더라도 놀라지 마라. 이것은 좋은 신호다. 척추를 올바르게 사용함으로써 다리가 튼튼해지는 부수적인 이익을 얻는다.

느껴 보기

자신의 손으로 등 근육들을 느껴 보길 바란다. 의자의 앞쪽에 앉아 허리 부위의 근육에 양손을 얹어 본다. 앞으로 기울여 본다(일어서지 않음). 다음의 서로 다른 세 가지 방식으로 움직이면서 척추의 근육들을 느껴 본다.

1. 허리를 앞으로 숙인다. 허리 주변의 척추 근육들이 전혀 일을 하지 않는다. - 잘못된 방식

2. 허리를 앞으로 숙이면서 허리 만곡을 크게 한다. 척추의 근육들이 짧아지고 힘을 주게 된다. 만곡이 커지면서 허리 구조를 압

박한다. 근육이 뭉치듯이 수축하는 것이 느껴진다. - 잘못된 방식

3. 허리를 앞으로 숙이면서 척추가 길어지고 넓어지면서 고관절이 자유로워지는 것을 허용한다. 척추 근육들의 긴장이 해소되면서 척추의 올바른 정렬을 유지하기 위해 효율적으로 움직인다. 손에서 근육들이 수축하는 것은 느낄 수 있으나, 한꺼번에 뭉치듯이 수축하지는 않는다. - 올바른 방식

이제 손을 허리에서 뗀 후 발바닥에 체중이 온전히 실릴 때까지 기울인다.(발바닥에 무게가 실리면 자동적으로 일어서게 되어 있다. - 역주) 이렇게 하면 훨씬 수월하게 일어설 수 있다. 거울을 보면서 앉고 일어서기를 몇 번 더 해본다. 일어서려고 하기 전에 충분히 머리가 척추를 이끌어 길어진다고 생각한다. 거울을 보며 해보고 손

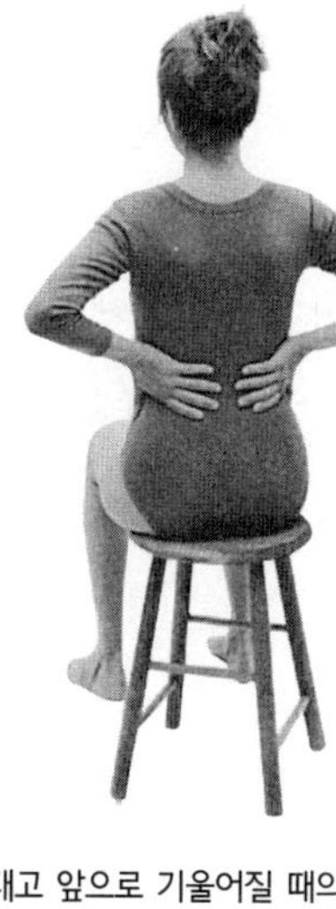

허리에 손을 대고 앞으로 기울어질 때의 근육들을 느껴 본다.

을 대고 해보는 등 여러 차례 연습할수록 허리를 사용하기 위해 필요한 기술, 즉 당신의 허리를 치유하며 튼튼하게 유지하는 기술을 터득하게 될 것이다.

하루에도 수없이 앉고 일어설 때마다 배운 것을 적용해 본다. 그리고 거울을 통해 종종 확인해 본다. 친구와 함께 연습해 보며 서로 올바르게 하는지 봐주는 것도 좋다.

일상 속에 적용하기

이번 장에서는 허리를 중심으로 다루고 있지만, 척추의 올바른 사용을 연습할 때 항상 머리와 목의 상태도 같이 자각하면서 연습해야 한다. 아픈 부위를 낫게 하기 위해서라도 머리-목-몸통을 하나로 연결하여 사용하는 것은 중요하다.

서기, 앉기, 구부리기와 같은 단순한 움직임 속에도 이러한 사용 방식을 잘 숙지하여 활용한다. 가르치는 내용이 대부분 같은 방식이라는 것을 깨닫게 될 것이다. 오랜 세월 유지되어 온 자세 습관을 바꾸기 위해서는 그러한 반복이 필요하다. 점차 새로운 방식으로 움직이는 것이 자동으로 될 테니 지금은 너무 많은 생각을 할 필요가 없다.

서기

올바르게 서 있는 것은 무엇보다 중요하다. 왜냐하면 복부 근육들이 척추를 받쳐 주는 연습을 시작하는 데 있어 최고의 방법이기 때문이다.

"나는 허리 통증 때문에 복부 근육들을 강하게 만들어야 해."

"허리를 보호하기 위해 누워서 복근 강화 운동을 해야만 해."

대부분의 사람들이 그렇듯이 당신도 이와 같은 생각을 하는가? 나는 누워서 하는 복부 근육 운동을 가르치지 않는다. 11장에 자세히 설명해 놓았다. 지금은 서 있을 때 복부 근육들의 올바른 사용을 자동으로 이끄는 기술을 알려 주고자 한다. 이 근육들은 당신이 서서 이리저리 움직이는 동안 허리를 보호해 주면서 단련이 될 것이다.

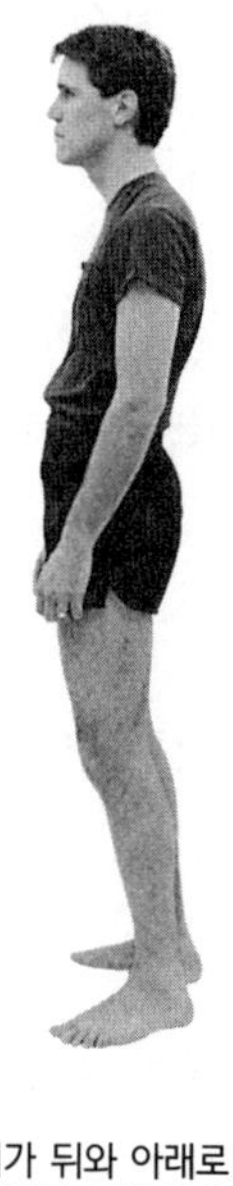

X – 머리가 뒤와 아래로 향하고
허리를 압박한다.

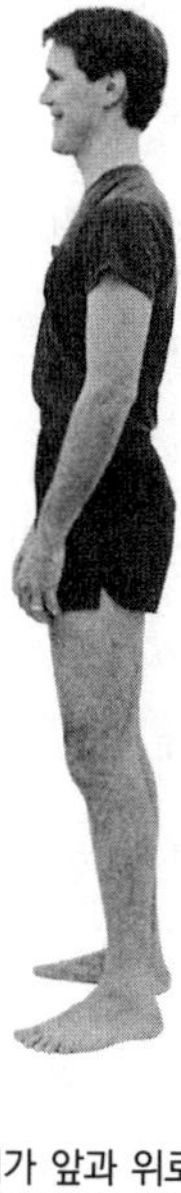

O – 머리가 앞과 위로 향하고
척추가 길어지고 넓어진다.

거울을 보면서 서 있는 자신을 관찰해 본다. 허리의 만곡이 커졌는가? 어깨가 골반보다 뒤에 있는가? 앞쪽의 사진을 보자. 첫 번째와 두 번째, 세 번째 디렉션이 잘 적용되어 있음을 볼 수 있다.

1. 내 목이 자유롭다.
2. 내 머리가 앞과 위로 향한다.(거울을 옆으로 보면서도 가능하다.)
3. 내 척추가 길어지고 넓어진다.

이 디렉션을 생각하는 것만으로도 머리가 척추를 이끌어 길어지도록 한다. 복부 아래쪽 근육들이 평소보다 좀 더 일을 하고 있음을 느낄 것이다. 근육들이 필요한 부분을 받쳐 주고 있는 것이다.

앞에서 근육의 긴장을 해소시키라고 강조해 왔기에 지금 이 말이 마치 근육에 힘을 주라는 말처럼 들릴 수도 있다. 그러나 다시 한 번 강조하지만 해소는 이완과 다른 뜻을 지니고 있다. 그동안 당신의 복부 근육은 서 있는 동안 과도한 만곡을 유지하기 위해 지나치게 일해 왔다. 또한 척추는 완벽하게 평평해지는 걸 원하지 않는다는 것도 기억하기 바란다. 척추는 정상적인 만곡을 이룰 때 효율적으로 균형을 이룬다.

다음의 세 가지 연습을 해보자. 이 연습을 통해 당신이 복부에 지나친 긴장을 한 채 제어하고 있음을 알게 될 것이다.

1. 복부 근육에 있는 힘껏 힘을 준다. 호흡이 어떤지 느껴 본다. - 잘못된 방식

2. 복부 근육을 완전히 이완시킨다. 몸통 전체가 구부정해짐을 느낄 것이다. 이는 척추가 정상 길이에서 벗어났다는 것을 의미한다. 결국 늑골을 압박하게 되어 호흡을 방해한다. - 잘못된 방식

3. 앞과 위로 향하는 머리를 따라 척추가 길어지고, 배꼽 아래쪽 근육이 부드럽게 조여진다고 생각한다. 생각을 먼저 함으로써 근육을 과도하게 긴장시키는 습관을 막을 수 있다. 내 환자들은 아랫배의 적당한 근육 수축으로 척추가 길어진다는 것을 알게 되었다. - 올바른 방식

복부 근육들이 적절히 받쳐 줌으로써 등 쪽 근육들의 긴장이 조금씩 해소된다. 몸통을 감싼 근육들이 적절히 일을 나눔으로써 더욱 균형을 이루게 된다.

거울에 비춰진 자신의 정렬을 관찰한다. 복부 아래 허리 쪽의 지나친 만곡을 줄이는 것만으로도 척추가 길어지고 넓어지는 것을 돕는다. 처음에는 거울을 통해 관찰하는 것이 필요하지만, 점차 자신의 감각만으로도 올바른 정렬을 느끼게 될 것이다. 지하철을 기다릴 때, 엘리베이터 앞에 서 있을 때 자신의 서 있는 자세를 관찰하고 자각해 본다.(일부러 한 부위에 힘을 집중적으로 주는 습관이 생기지 않도록 주의한다. 복부 아래의 수축은 자연스럽게 일어난다. - 역주)

걷기

걷는 동안에도 처음은 서 있을 때와 동일하다. 머리가 척추를 길어지도록 이끈다.

이제 여기에 4번째 디렉션을 추가한다.

4. 내 다리와 척추가 서로 분리된다.

또한 무릎이 다리를 앞으로 이끈다고 생각하기 바란다. 특히 엉덩이 주변 근육들의 긴장이 해소되면서 걷는다고 생각한다. 엉덩이 주변 근육에 힘을 주지 않는다. 설령 다른 어느 곳에서 반대로 힘을 넣으라고 가르쳤다 해도 말이다. 이 근육들의 긴장을 해소하는 것은 허리 건강에 매우 중요하다(좌골신경통을 위한 것).

복부 근육과 엉덩이 근육의 해부학적인 차이점을 알면 이 점이 명료해진다. 다시 말해, 복부 근육은 몸통까지만 연결되고 다리로는 연결되지 않는다. 따라서 복부 근육이 강하게 작용해도 자유로운 다리 움직임을 방해하지 않는다. 그러나 엉덩이 근육들은 몸통에서 다리까지 연결되어 있다. 따라서 다리 사용이 자유롭지 못하면 허리 부위에 변형을 일으키는 원인이 된다.

걸으면서 척추가 길어지고 다리가 수월하게 흔들릴 수 있도록 엉덩이 근육의 긴장을 해소하면서 걷는 연습을 해보자. 이 새롭고 쉬운 움직임은 가볍게 사뿐사뿐 걷는 것처럼 느껴질 것이다. 이번에는 엉덩이 근육에 힘을 주면서 걸어 보자. 얼마나 불편하고 어색하게 느껴지는지 자각해 본다.

엉덩이 근육에 힘을 줘야 멋있어 보인다고 생각했던 사람들은 이 경험을 통해 사실은 그 반대라는 것을 알게 될 것이다. 실제로 엉덩이 근육의 힘을 뺄 때 몸통이 좀 더 길어진다. 내 많은 환자들이 친구들로부터 몸무게는 같은데 살이 빠진 것처럼 보인다는 얘기를 듣는다고 한다. 그렇게 보이는 이유는 바로 척추가 길어지고 움직임이 가볍고 편해졌기 때문이다.

바닥 짚기

허리 통증이 있는 대부분의 환자들은 몸을 굽힐 때 허리를 이용하는 해로운 방식으로 움직인다. 이제 무릎을 구부려 몸통이 앞으로 저절로 기울어지는 방식으로 허리에 통증 없이 바닥에 닿을 수 있고 쪼그려 앉을 수도 있다.

몸을 굽히거나 쪼그려 앉아야 할 때 중요한 것은 무릎을 어떻게 보호하느냐다. 어떤 사람들은 무릎을 구부리는 것이 해롭다고 믿고 있지만 그렇지 않다. 우리의 관절들이 생존을 위한 훌륭한 구조들이 아니었더라면 과거 야생의 생존 경쟁에서 결코 살아남지 못했을 것이다. 쪼그려 앉았다 일어나기를 반복적으로 하며 노는 아이들 또는 다른 많은 문화권의 노인들이 쉽게 쪼그려 앉아 있는 것을 보면, 무릎 관절이 효율적으로 일할 수 있다는 것을 알려 준다.

무릎을 구부리는 것이 문제가 아니라 어떻게 구부리느냐가 문제다. 무릎을 반만 구부리든 쪼그려 앉기 위해 전체를 구부리든, 얼마큼 구부리든 상관없이 무릎이 발등 위를 지나야 한다는 중요한 원칙이 있다. 무릎을 안으로 모아 구부려 보고 바깥으로 벌려서도 구부려 보자. 다음의 두 사진(94쪽)을 보면서 무릎을 구부릴 때 무릎-발의 정렬이 올바른지 비교해 본다.

만일 당신이 쪼그려 앉을 때 무릎이 아프거나, 무릎 질환으로 인

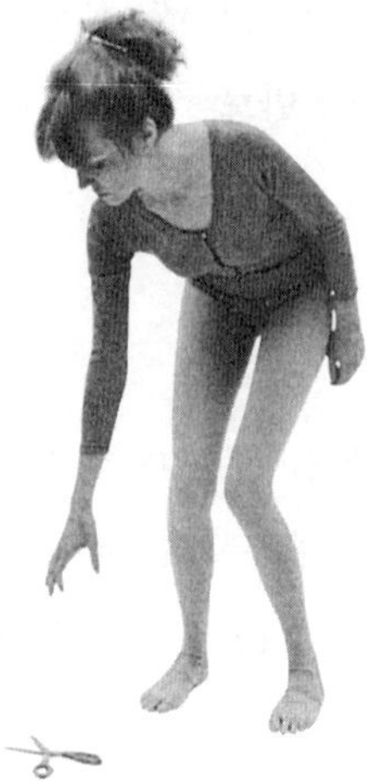

X – 무릎과 발의 잘못된 정렬

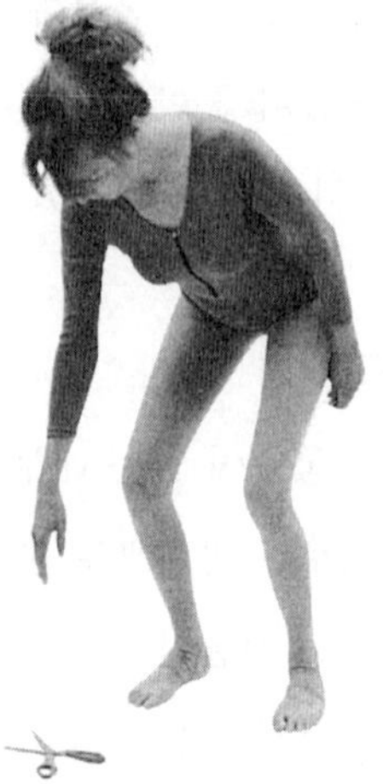

O – 무릎과 발의 올바른 정렬.
무릎이 발등 위에서 구부러진다.

해 의사로부터 움직임의 제약을 권고 받았다면 무릎을 부분적으로 사용해 구부리는 연습을 하면 된다. 몸이 기울어질 때 반드시 척추가 길어지게 한다. 옆의 사진(95쪽)은 올바른 방식들을 보여 준다.

쪼그려 앉을 때 어떤 방식이 좋은가를 논의할 때가 많다. 이때 발뒤꿈치를 바닥에 닿거나 띄거나 상관이 없다. 어떤 것도 틀린 방식이 아니다. 무슨 일을 하느냐에 따라 닿게 할 수도 있고 띄게 할 수도 있다. 무엇보다 편안한 척추 상태를 유지하는 것이 중요하다.

발뒤꿈치 닿기 : 발뒤꿈치가 바닥에 닿은 채 오래 쪼그려 앉아 있으려면 고관절, 무릎, 발목의 관절들이 얼마나 유연한가에 달려 있다. 따라서 누군가에게는 매우 어려울 수 있다. 의자를 사용하지

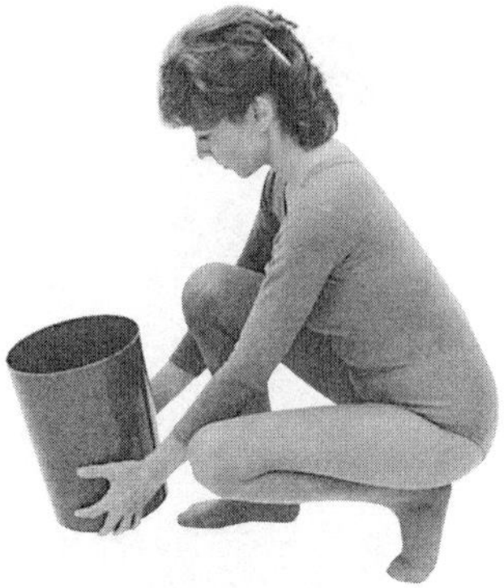

바닥 짚기의 올바른 방식 세 가지.
무릎을 구부리는 정도를
각각 달리 할 수 있다.

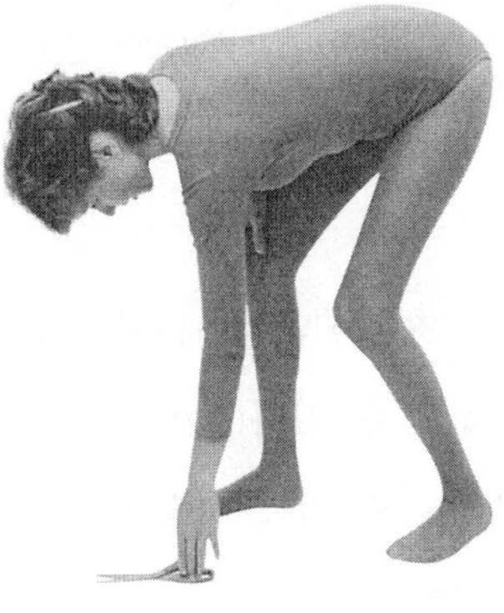

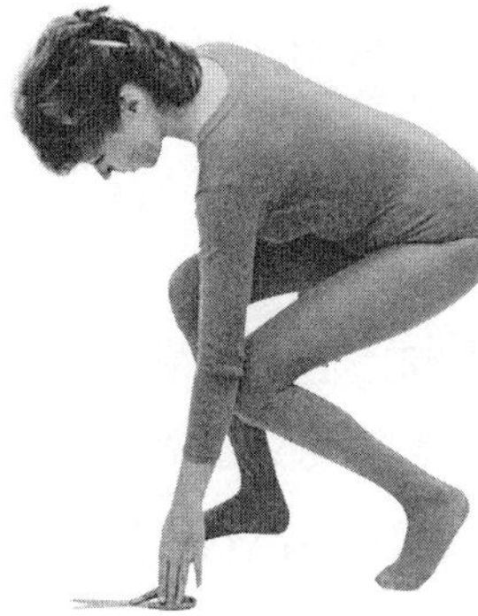

않는 문화권의 사람들은 오랜 시간 쪼그려 앉아 있을 때 발바닥 전체가 바닥에 닿는 방식이다.

일반적으로 앞으로 향한 허리의 만곡이 발뒤꿈치가 바닥에 닿으면 반대 방향이 되면서, 골반의 무게가 하부 척추를 부드럽게 늘린다(96쪽의 왼쪽 사진). 이러한 신장 효과는 경직되어 있던 등 근육들을 풀어 주고 척추 후관절의 압박을 해소시킨다.

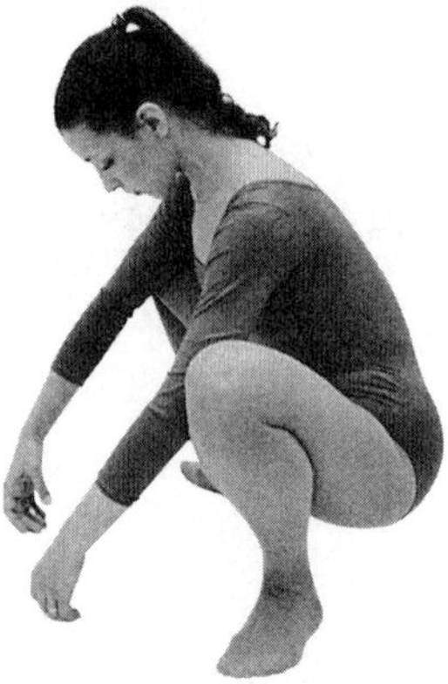

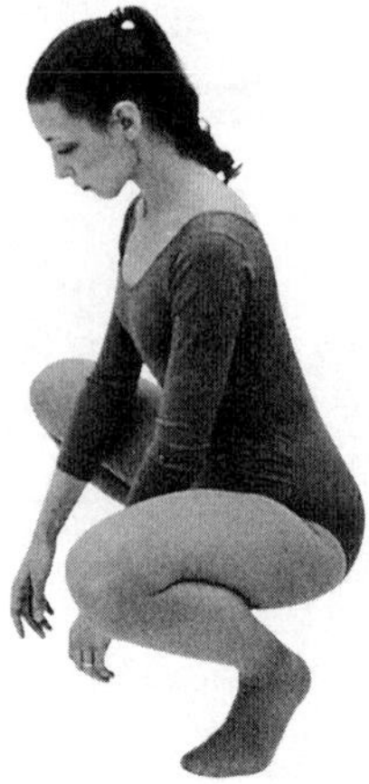

왼쪽 사진은 발뒤꿈치가 닿아 있고, 오른쪽 사진은 발뒤꿈치가 띄어 있다.
두 가지 모두 올바른 방식이다. 허리에 어떤 효과를 주는지 느껴 본다.

발뒤꿈치 띄기 : 발뒤꿈치를 띄운 채 쪼그려 앉는 자세는 머리-목-몸통의 정렬을 좀 더 중립적으로 잡을 수 있다(오른쪽 사진). 따라서 허리의 부담을 줄이고 빠르게 움직일 수 있어 좀 더 실용적이다. 가벼운 물건을 집을 때 쉽게 할 수 있다.

나는 환자들에게 발뒤꿈치 띄기 방법을 가르친다. 왜냐하면 등 근육을 좀 더 사용하게 되어 튼튼해지기 때문이다.

다음은 바닥에 쪼그려 앉을 때의 가이드라인이다.

1. 양발을 적당히 벌리고 목에 힘을 빼면서 머리가 척추를 이끌어 길어질 수 있도록 잠시 고요히 서 있는다.

2. 손이 바닥에 닿을 때까지 쪼그려 앉으면서 발뒤꿈치가 바닥

에서 떨어지게 한다. 앉는 동안 시선을 앞이 아닌 바닥을 향하게 한다. 그러면 머리가 뒤와 아래로 젖혀지는 것을 방지하고 균형을 유지할 수 있다. 또한 고관절, 무릎, 발목이 서로 잘 접히면서 앉는다고 생각한다.

3. 다시 일어설 때는 어린아이처럼 가볍게 몸을 사용해 본다. 몸을 좀 더 앞으로 기울여 손이 바닥을 짚을 수 있도록 해서 위로 치고 올라오도록 한다. 일어서는 동안 계속 척추가 길어진다고 생각한다.

처음에는 위의 방식으로 쪼그려 앉는 것이 어렵게 느껴질 수 있다. 하지만 점점 다리에 힘이 생기면서 균형감이 좋아질 것이다. 연습할 때 종종 거울을 이용해서 자신의 옆모습을 관찰하면 좋다. 허리가 너무 구부정해지거나 뒤로 너무 펴서 허리에 힘을 주고 있는지 잘 살펴본다.

절반 숙이기

탁자에 있는 물건을 집을 때, 침대를 정리할 때, 낮은 서랍을 열 때가 쪼그려 앉기보다 더 허리에 위험하다. 왜냐하면 대부분 무릎을 쭉 편 채 구부리기 때문이다. 다음 사진을 보면 올바른 두 가지 방식과 잘못된 한 가지 방식을 볼 수 있다. 올바른 방식은 구부릴 때 척추가 길어진 상태를 유지하고 적어도 한쪽 무릎을 구부려야 한다. 연습을 위해 의자 위에 연필이나 작은 물건을 올려놓은 후 집어 보자.

1. 한쪽 발을 앞으로 내디딘 후 다음의 디렉션을 생각한다. '내 목이 자유롭다. 내 머리가 앞과 위로 향한다. 내 척추가 길어지고 넓어진다.'

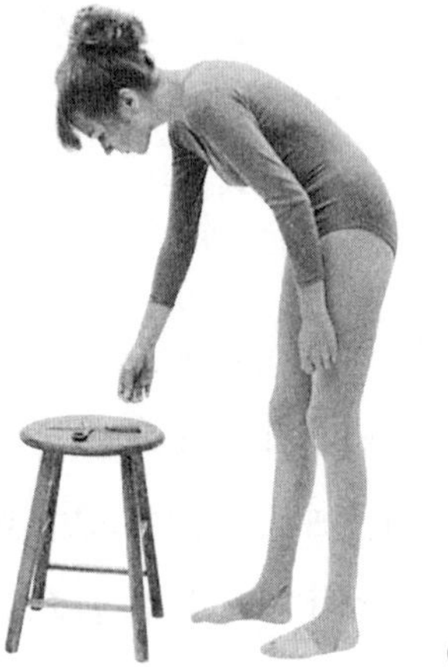

❶

❶ X – 허리 구부리기

❷ O – 한쪽 무릎 구부리기
머리가 척추를 이끌어 길어지도록 한다.

❸ O – 양쪽 무릎 구부리기

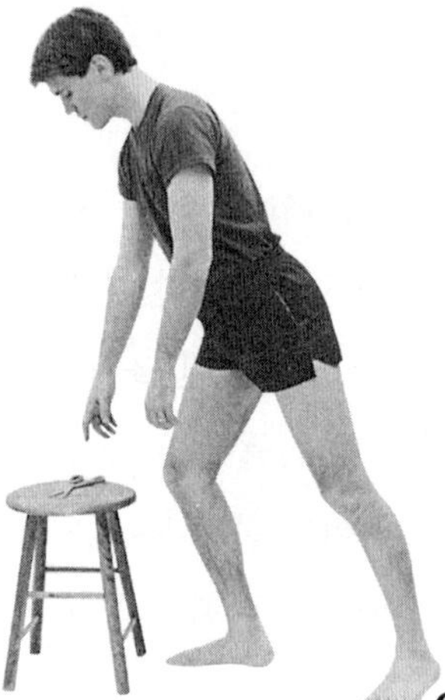

❷

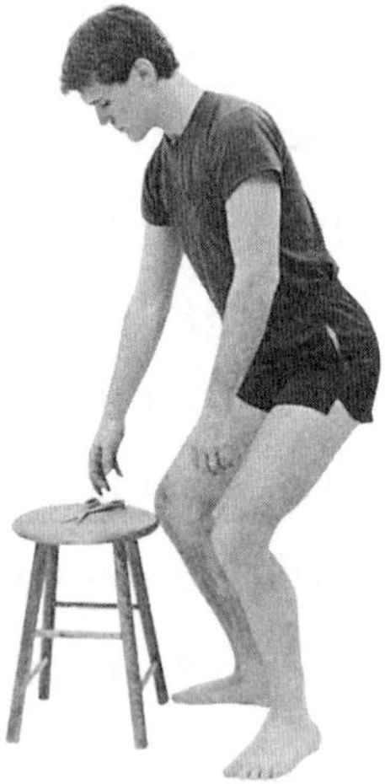

❸

2. 연필에 닿을 때까지 앞으로 내디딘 한쪽 발의 무릎 또는 양쪽 무릎을 고관절을 중심으로 구부리면서 몸을 앞으로 기울인다. 상체가 구부정해지지 않도록 주의한다. 좀 더 멀리 있는 것을 잡을 때는 내디딘 한쪽 발의 무릎만 구부린다. 만일 등이 결린다면 물건 가까이에 가서 척추를 좀 더 곧게 세우고 양쪽 무릎을 동시에 구부린다.

연필을 집어 올렸다가 다시 내려놓는 연습을 여러 번 해본다. 무릎이 발등 위를 지나는지 확인한다. 무릎을 반만 구부리든 완전히 구부리든 등 근육이 함께 일하기 때문에 척추는 점점 더 튼튼해진다. 이것이 척추의 올바른 사용이며 실제로 치료 효과가 있다.

들어 올리기

무거운 물건을 들어 올릴 때는 쪼그려 앉을 때와 방법이 동일하나, 두 발을 더 넓게 벌린다.

척추에 문제가 있는 사람은 들어 올리는 동작을 피하는 것이 좋다. 그러나 꼭 들어 올려야 한다면, 허리가 아닌 무릎을 구부리고 척추가 길어지게 하는 것을 명심하자. 들어 올릴 물건에 최대한 몸을 가까이 가져가 들어 올린다. 그렇게 하지 않을 거라면 들어 올리지 마라. 또한 등이 비틀리지 않도록 한다. 몸을 옆으로 구부리거나, 몸을 돌려서 구부리지 말고 앞으로 구부린다. 척추의 올바른 정렬은 닫힌 문이나 창문을 힘을 줘서 열 때처럼 강한 힘이 필요한 동작에 특히 중요하다.

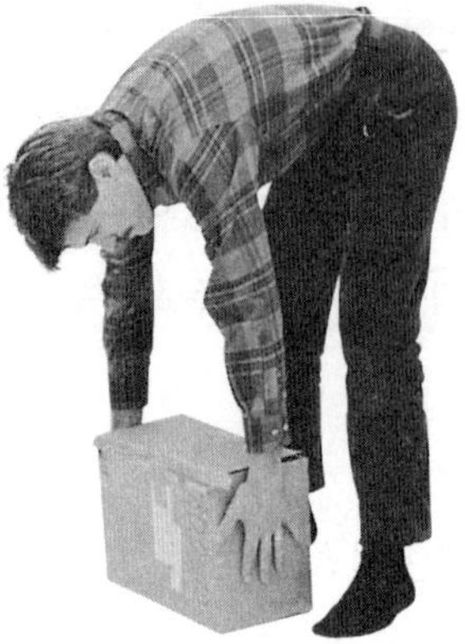

X – 허리를 구부리고 있어
척추가 다칠 수 있다.

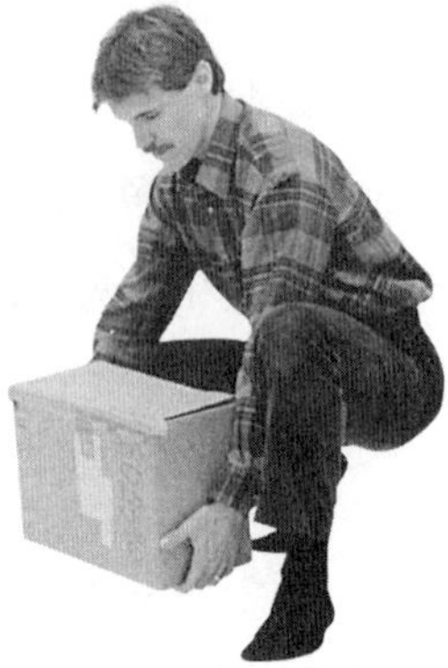

O – 척추 길이를 유지하면서 등 근육을
사용하고 있어 척추를 보호한다.

앉기

몇몇 사람들만이 잘못 앉은 자세가 천천히 허리에 재앙을 불러 일으킨다는 것을 안다. 앉아 있을 때 척추는 자신의 근력이나 의자의 지지력을 필요로 한다. 만일 디자인이 잘못된 의자에 몸을 의지한다면 그것은 매우 위험한 일이다. 다음은 척추를 다치지 않게 앉는 두 가지 방법이다.

1. 의자 앞쪽에 앉아 자신의 등 근육을 이용해 척추 길이를 유지한다.

2. 의자의 가장 깊숙한 곳에 앉아 등받이에 등을 가볍게 기댄다. 등받이가 너무 멀다면 단단한 쿠션 같은 것으로 등을 받쳐 준다.

많은 사람들이 의자 중간쯤에 주저앉듯이 앉아 등받이에 기대는 실수를 범한다.

푹신한 소파에 앉을 때는 척추를 길어지게 하고 앞쪽에 가까이 앉거나, 깊숙이 앉아 소파의 등받이를 지지대로 삼는다. 다리가 짧은 사람들은 깊숙이 앉을 때 다리를 접어 앉으면 편안할 것이다. 사실 가장 좋은 것은 너무 푹신한 소파는 피하는 것이다.

올바르게 앉지 않으면 다시 구부정한 자세로 되돌아간다. 자신의 자세가 구부정하다는 것을 알아차릴 때마다 의자 깊숙이 앉은 후 척추를 편안히 세운다. 척추의 지구력이 생길 때까지 이 방법을 하루에도 여러 번 연습하면 올바른 자세로 앉는 것이 자동으로 될 것이다.(등받이 없이 앉는 것을 가능한 자주 시도할수록 더 편안해질 것이다. - 역주)

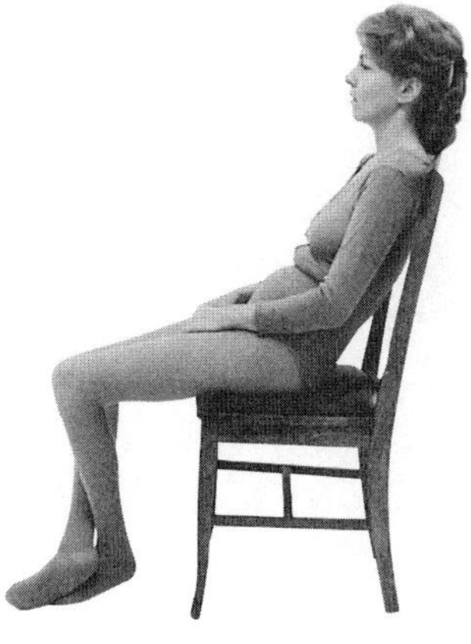

X – 의자 등받이에 비스듬히 기대어 있다.

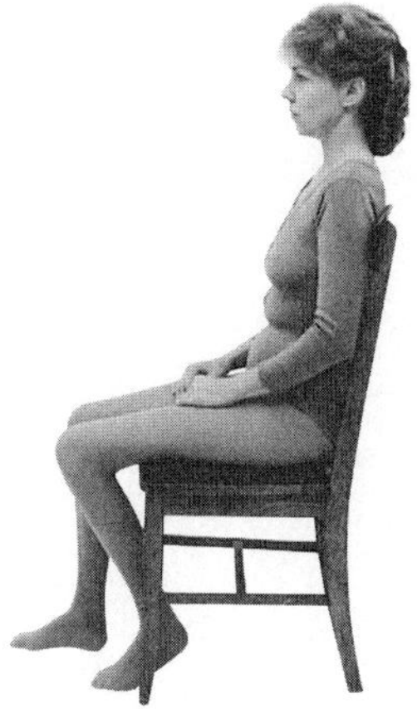

O – 의자 등받이에 척추가 길어지게 하여 기대어 있다.

재채기

나는 재채기 때문에 척추 통증이 유발되는 심각한 문제를 잘 알고 있다. 때문에 이 주제를 결코 가볍게 생각하지 않는다. 갑작스런 재채기는 실제로 그 힘이 척추 구조에 손상을 줄 정도로 강하다.

재채기가 나오려 할 때 무릎을 약간 구부리고, 한 손으로 허벅지를 짚거나 탁자에 손을 올린다. 이것은 척추를 받쳐 주는 역할을 하여 척추 손상을 예방하는 데 효과적이다.

항상 모든 행동을 올바르게 할 수 있을 거라 기대하지 않는다. 그러나 매일 하는 반복적인 행동의 경우에는 무의식적으로 반응하지 말고 좀 더 몸을 의식하면서 올바로 사용하는 것이 좋다. 이것은 매일 수없이 자신을 되돌아보는 수정 과정이며 누구나 겪는

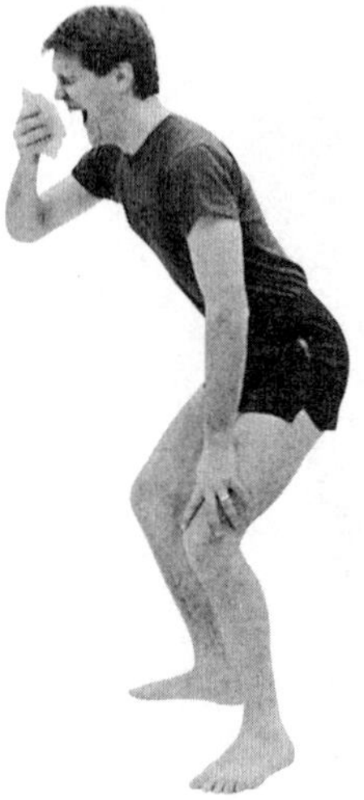

재채기를 하는 올바른 방법 : 허벅지에 손을 얹어 척추를 받쳐 준다.

정상적인 과정이다. 점차 몸의 사용이 개선되면서 오래된 습관을 대체하게 될 것이다.

이 과정을 얼마나 거쳐야 하는지는 사람마다 다르다. 어떤 사람은 올바로 앉는 것이 쉬운 반면 몸을 굽히는 방식은 어려워한다. 또 어떤 사람은 그 반대일 수도 있다. 스스로에게 비현실적인 계획을 세우지 않는다. 대신 지금 올바른 사용을 선택할 수 있다는 것을 인식한다. 그리고 그것이 숙달되는 만큼 효과를 보게 될 것이다.

의학적 문제들에 적용하기

다양한 의학적 문제들이 척추 통증의 원인이 된다. 그래서 당신은 허리 통증이 생기면 제일 먼저 의사를 찾아가 진단을 받는다. 의사가 근골격계 문제로 인한 통증이라고 진단한다면 다음의 정보가 필요할 것이다.

척추 전만증

척추의 습관적인 전만은 여러 가지 경로를 통해 척추 구조에 손상을 준다. 일정한 무게를 담당해야 할 추체가 다른 곳에 가 있으면 섬세한 척추 후관절은 자극을 받는다. 신경뿌리가 눌리고, 등 근육들은 긴장으로 수축하여 움직이는 동안 쉽게 손상을 받게 된다.

다른 곳에서는 대부분 전만증을 고치려면 '엉덩이 근육들을 긴장시켜 골반을 붙잡도록 힘을 주라'고 한다. 이는 잘못된 패턴을 또 다른 잘못된 것으로 대치시키는 것에 불과하다. 엉덩이 근육에 힘을 주면, 걷거나 구부릴 때 사용하는 고관절을 자유롭게 사용할 수 없다. 따라서 척추에 악영향을 주고 결국 변형을 일으킨다. 엉덩이 근육들에 힘을 주어 척추의 만곡이 잠시 정상화되어 정렬이 회복되었다고 착각할 수 있다.

척추 전만증을 정상화시키는 데 필요한 근육은 엉덩이 근육들이 아닌 복부 근육들이다. 복부 근육을 올바로 사용해야 한다. 앞서 설명한 서기 자세(88쪽)를 참고하여 전만증에 응용할 수 있다.

서 있을 때 허리를 앞으로 내밀고 골반(치골)이 아래로 내려간다면 골반 앞쪽 하복부 근육들을 부드럽게 조여 치골을 다시 올려줘야 한다. 이러한 근육들의 작용으로 두 다리 위의 골반은 균형을 되찾고 허리의 만곡은 줄어든다.

추간판 문제

추간판(흔히 디스크라 부르는 척추뼈를 이어주는 연골 구조물) 탈출증이든 돌출증이든 어떤 진단을 받았든 나에게 온 환자들의 예후는 매우 좋아질 것이라 생각한다. 몸의 상태가 그럴지라도 몸은 스스로 해결해 나가는 놀라운 능력이 있음을 나는 경험을 통해 배웠다. 몇 달이 걸리기는 해도 대부분 성공한다.

만일 당신이 디스크 병력(수술을 하지 않았더라도)이 있다면, 하복부 근육으로 척추를 받쳐 척추가 넓어지게 하고 고관절을 자유롭게 움직이게 해줌으로써 재발 문제를 관리할 수 있다. 보존적 요법(Conservative, 질병의 원인을 찾기 어려운 상황에서 표면에 나타난 증상만을 가지고 이에 대응하여 치료하는 방법)의 핵심은 매일의 일상적인 동작에 나타나는 허리의 전만과 후만을 제거하는 데 있다. 이런 이유로 앉기, 서기, 구부리기, 재채기 등에 대한 몸의 올바른 사용들을 주의 깊게 배워 나가야 한다. 특히 오랜 시간 앉아 있을 때 구부정하게 앉아 있지 않도록 주의한다. 무언가 들어 올릴 때는 허리가 아닌 무릎과 고관절을 구부려 들어 올린다. 수술한 지 몇 년이 지나도록 통증이 반복된다면 허리에 안정성을 제공하는 복부 근육을 잘 사용하는 방법을 배워야 한다.

지금 하고 있는 운동에 대해서도 심사숙고해야 한다. 무릎을 쭉 편 상태로 발끝에 손끝을 대는 운동법은 좋지 않다. 바로 거기가 허리 디스크 문제가 제일 먼저 나타나는 곳이기 때문이다. 등 전체를 바닥에 대는 윗몸 일으키기 운동도 마찬가지다. 허리에 손상을 주지 않고 복부 근육을 강화시키는 방법들이 있다.

의사가 척추의 정렬을 잡아주는 코르셋 같은 보조 장치를 처방할 수도 있다. 그러나 이런 것에 전적으로 의존한다면 척추 근육들은 모두 약화된다.

수술을 해야만 하는 상황도 있다. 통증이 극심하고 신경 손상이 뚜렷하며 감각 손실이나 근육이 약화된 상태가 그렇다. 이러한 증후는 의사가 어떤 진단 절차에 따라 실마리를 찾는지가 중요하다.

만성 요통

요통이 만성이거나 자주 재발한다면 특정한 의학적 문제를 배제한 정밀한 진단이 필요할 수도 있다. 그러나 대개는 잘못된 척추 사용이 그 원인이다. 아주 간단한 동작에도 과민한 반응이 일어난다면 오랜 시간 근육과 인대에 스트레스를 주도록 몸을 사용해 왔다는 것이다. 결국 자세 습관을 해결해야 한다.

만성 요통을 겪는 환자들은 허리 근육들의 긴장과 함께 감정적인 스트레스에 반응하는 경향이 있다. 이런 경우 자신의 생각이나 감정에 몸이 어떻게 반응하는지를 잘 관찰해야 한다. 이런 문제를 해결해 나가려면 잘 관찰하고 근육의 긴장이 점차 해소되면서 척추가 길어지고 넓어질 수 있도록 몇 분의 시간을 가져 보는 것이 좋다.

좌골신경통

두 개의 좌골신경(각 다리에 하나씩)은 인간의 몸에서 가장 큰 단일 신경이다. 요추에서 시작해 둔부 근육조직의 깊숙한 곳을 지나 다리까지 내려간다. 이 신경이 과도한 흥분을 일으키면 통증이 발생하면서 지나가는 경로를 따라 감각 이상이나 짜릿한 느낌이 나타나기도 한다. 이것을 좌골신경통이라 한다. 여기에는 많은 원인이 있을 수 있는데, 한쪽이나 양쪽에서 이러한 통증이 온다면 의사를 찾아가야 한다.

좌골신경은 돌출된 디스크나 관절염에 걸린 관절의 골극, 삐끗한 척추관절 주변 조직의 부종 또는 근경련에 의해 자극받을 수 있다. 엉덩이 쪼이기(엉덩이 근육을 꽉 조여서 골반을 아래로 말아 넣는 식)라는 운동 처방은 근육이 너무 단단해져 오히려 신경을 더 압박할 수 있다. 내 환자들 중 많은 사람들이 걸을 때마다 엉덩이에 힘을 놓아 주며 걸으라는 나의 지침을 따름으로써 좌골신경통이 해소되었다(91쪽 '걷기' 참조).

좌골신경통을 해소하는 효과적인 방법으로 무릎 밑에 베개를 넣어 다리를 완전히 받친 후 똑바로 눕는다. 이 자세는 고관절 주위와 허리 근육들의 긴장을 풀어 주고 압박에 의한 통증을 사라지게 한다. 의자에 다리를 올려놓고 쉬는 등 다양한 자세들이 있다.

관절염

많은 종류의 관절염 중에서도 골관절염은 척추에서 가장 많이 나타난다. 골관절염은 중년에 서서히 시작되며 일상 활동 중에 '닳고 찢어지는' 현상이 일어나면서 더욱 악화된다. 척추가 길어지고 고관절을 자유롭게 움직이면 관절염을 야기하는 물리적인 스트레스를 줄일 수 있다. 류머티스 관절염은 더욱 심각한 시스템 전체의 문제라 할 수 있다. 알렉산더 테크닉에 관한 의학 논문에는 이런 문제들을 효율적으로 처리하는 데 도움을 주고 행동하도록 개선시킨다는 보고가 있다.

어떤 관절염이 어느 부위에 있건 중요한 것은 근육의 긴장을 해소하는 것이다(3장 참조). 근육들의 불필요한 긴장이 해소되면 관절의 움직임이 쉬워지고 통증은 경감된다.

구조적 결함

의사가 엑스레이를 보고 난 후 척추 분리증 또는 척추 전방전위증, 횡돌기의 천골화라는 진단을 할 수 있다. 척추 분리증이란 추체의 앞부분과 뒤쪽을 연결하는 뼈가 손실되거나 부러진 것을 말한다. 척추 전방전위증은 추체가 앞으로 미끄러져 나간 상태를 부르는 의학적 표현이다. 이 두 증상이 동시에 일어나는 경우가 흔하다. 동시에 일어나는 것과 상관없이 복부 근육들을 훈련하여 허리를 보호하는 것이 중요하다. 올바른 서기 자세(88쪽 참조)와 11장에서 소개할 복부 근육 운동에 대한 안내를 따르길 바란다.

횡돌기의 천골화는 추체의 횡돌기(척추뼈의 고리에서 뻗어 나온 두 개의 구조물)가 천골에 달라붙은 보기 드문 현상이다. 이것은 허리의 정상적인 유연성을 감소시키고, 몸을 옆으로 구부릴 때 통증이 발생한다. 지나친 움직임을 삼가고 통증을 유발하는 그 어떤 동작도 자제하는 것이 좋다.

이 같은 심각한 증상들까지 언급하는 이유는 그것에 대한 두려움을 완화시켜 주기 위해서다. 척추의 잘못된 사용을 그만둠으로써 척추가 스스로 해결해 나갈 수 있는 기회를 얻는 것이 가장 중요하다. 올바른 사용을 시작하기만 한다면 어떤 문제든 좋아질 것이다.

6장

어깨 통증과 등 통증

"견갑대의 진화는 기적에 가깝다."

유연하지만 복잡한 구조의 견갑대를 잘못 사용하면 관련 부위에 심각한 통증을 야기할 수 있다. 어깨 관련 통증을 직접 겪고 있는 사람들은 그 고통이 정말 지긋지긋하다고 한다. 그러나 이 통증 완화를 위해서는 많은 것을 필요로 하지 않는다. 인간이 몸에 지니고 있는 타고난 균형 조절 능력을 회복하고, 몸의 조화로운 설계대로 기능하도록 방해하지 않는 방법을 배운다면 문제의 해결은 간단하다.

서서 한쪽 팔을 큰 원을 그리듯 앞뒤로 몇 바퀴 돌려 본다. 앞으로 옆으로 그리고 뒤로도 움직임이 가능하다는 것을 자각해 본다. 이런 훌륭한 멋진 움직임은 진화의 선물이다. 이러한 움직임은 직립보행으로 인한 골격의 변화에서 비롯되었다. 직립보행으로 팔과 어깨가 체중을 감당할 필요가 없어지자 자유로운 움직임이 가능해진 것이다. 자유로운 팔과 손은 더욱 더 정교한 사용이 가능해졌다.

그런데 우리는 몸의 잘못된 사용 습관으로 어깨의 균형이 깨졌다. 그것이 어깨, 등, 팔의 통증을 일으키는 요인이 되었다.

어깨의 올바른 사용을 배우기 위한 첫 단계는 그 구조를 살펴보는 것이다.

일상 속의 해부학

견갑대의 골격

자신의 어깨 구조를 탐구해 보자. 오른쪽 손가락 끝을 가슴 위쪽에 있는 쇄골에 댄다. 왼쪽 쇄골을 따라 '손가락 걷기'로 왼쪽 어깨

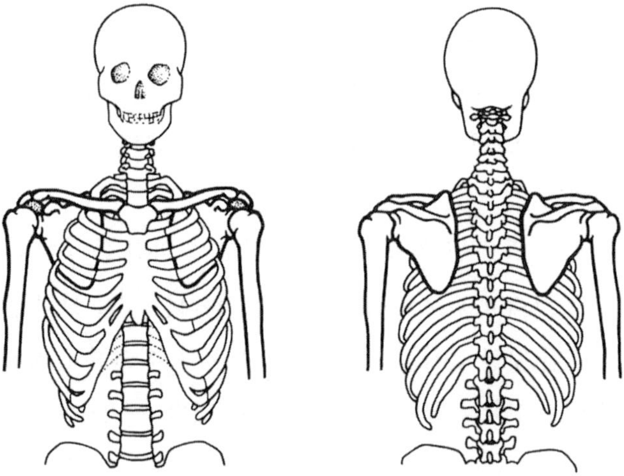

견갑대 전면　　　견갑대 후면

를 향해 다가가 본다. 어깨 제일 위에까지 오면 불룩 튀어나온 부위가 느껴질 것이다. 이곳이 쇄골과 견갑골이 만나는 관절이다. 이제 손을 어깨 뒤쪽으로 가져가 본다. 단단한 견갑골의 날개를 만져볼 수 있다. 왼쪽 손가락을 이용해 같은 방식으로 오른쪽도 해본다. 좌측의 그림을 살펴보며 해당 뼈들을 찾아본다.

앞에 있는 두 개의 쇄골과 뒤에 있는 견갑골을 합쳐서 견갑대라 부르며, 흉곽(흉골, 늑골, 늑연골로 구성) 상단에 자유롭게 떠 있도록 설계되었다. 그림을 다시 살펴보면 팔이 늑골(흔히 갈비뼈라 부르는)에 바로 붙어 있는 것이 아니라 견갑대의 이음새에 매달리듯이 걸쳐져 있다.(흉골과 쇄골이 하나의 관절을 형성할 뿐, 견갑대의 나머지 구조는 모두 하나로 연결되어 흉곽 위에 떠 있기 때문이다. - 역주)

견갑대의 근육들

많은 근육들이 견갑대와 머리, 척추, 흉곽, 팔을 연결시킨다. 척추의 정렬이 바르지 못하거나, 불필요한 근육의 긴장이 있거나, 해당 근육이 과신전 또는 수축되면 견갑대의 균형은 무너진다. 지속적인 불균형은 만성적인 근육의 긴장과 그로 인한 통증을 유발한다.

견갑대의 균형이 회복되면 근육의 긴장이 해소되고, 앞으로 구부정하게 말려 나갔던 어깨가 제자리를 찾아 목이 조금 더 길어 보일 것이다.

가장 주의 깊게 봐야 할 근육이 승모근이다. 이 근육은 목, 어깨, 등 쪽에 걸쳐 넓게 펴져 있다. 이렇게 넓은 범위를 차지하고 있기 때문에 잘못된 사용으로 인한 손상도 쉽게 생긴다. 승모근의 상부

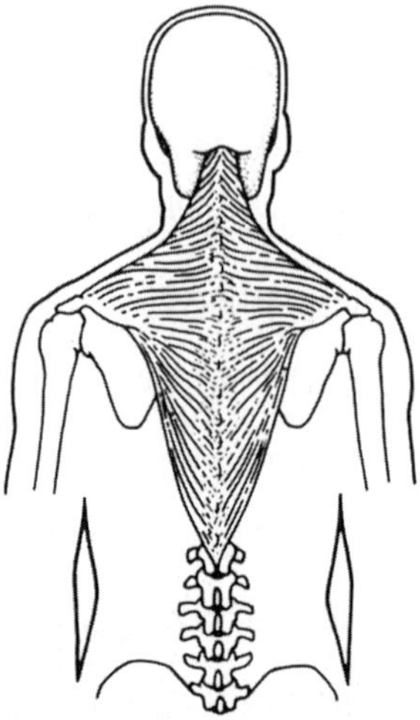

승모근 : 견갑대의 균형이 무너지면 이 큰 근육의
어느 부위는 짧아지고 어느 부위는 늘어난다.

근섬유들은 머리와 목 그리고 쇄골에 붙어 있어 근육이 짧아지는 경향이 있고, 중부와 하부 근섬유들은 견갑대와 척추에 붙어 있어 길어지곤 한다.

또한 보이지 않는 목과 어깨의 다른 많은 근육들도 영향을 받는다. 이들 근육들이 긴장하면 팔로 전달되는 신경과 혈관을 압박하여 통증이 발생한다.

당신은 견갑대의 잘못된 균형을 바로 잡기 위해 특정 근육을 강화시키거나 스트레칭을 해야 한다고 생각할지 모른다. 그러나 이러한 방법들은 어느 정도 효과가 있을 수 있지만 대부분 부분적이고 일시적이다. 왜냐하면 우리의 근육들은 많은 시간을 유지하는 그 상태에 적응하는 경향이 있기 때문이다. 따라서 잘못된 척추의 정렬 상태와 불필요한 긴장 상태에 있는 해로운 습관이 고정시킨 근육의 길이를 일시적인 운동효과만으로 재조정하기는 어렵다.

우리의 근육은 전체적인 자세 습관이 개선될수록 점점 더 좋은 조건을 갖추게 될 것이다. 너무 짧아진 근육은 필요한 만큼 적절히 이완될 것이고, 너무 길어진 근육들은 전체적으로 저절로 재조정될 것이다.(우리의 판단으로 몸 전체의 상황을 완전히 알 수는 없지만, 몸 스스로 통합하여 기능하게 하면 모든 것을 지혜롭게 이루어 낸다. - 역주)

떠 있는 견갑골

견갑골은 많은 주변 근육들에 둘러싸여 등 뒤 흉곽에 기대어 있다. 나는 그것이 마치 근육들의 바다 위에 떠 있는 것만 같다. 왜냐하면 흉곽과 연결된 관절 하나 없이 움직이기 때문이다. 팔을 크게 움직일 때 견갑골은 흉곽 뒤로 미끄러지듯이 움직인다.

어깨의 올바른 균형 배우기

어깨 균형이 틀어지는 것은 견갑대 주변 근육들을 제대로 사용하지 못해서다. 어깨가 앞으로 굽은 사람들은 친지나 친구들로부터 "어깨를 뒤로 좀 펴!"라는 선의의 충고를 자주 듣는다. 그러나 이런 충고를 시도하는 사람들은 등 통증이 더 심해지고 좌절감만 얻을 것이다. 척추 정렬을 개선하는 편이 훨씬 더 좋은 결과를 얻을 수 있다. 그 이유를 이해하기 위해 어깨의 잘못된 사용과 올바른 사용을 체험해 보자.

어깨의 잘못된 사용

견갑대는 흉곽 위에 놓여 있고 매우 잘 움직이는 구조다. 흉곽은 척추 정렬 상태에 직접적인 영향을 받는다.

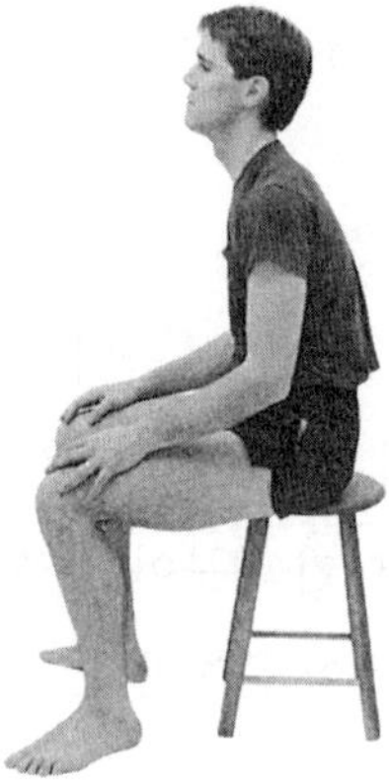

❶

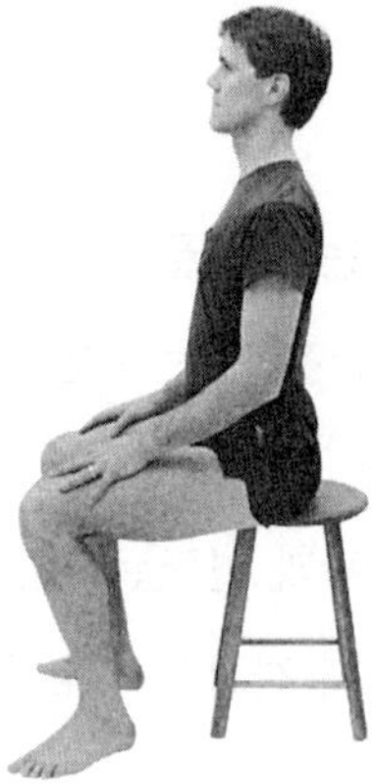

❷

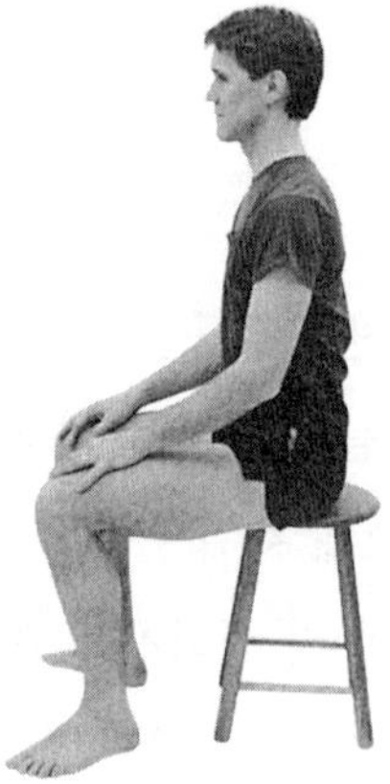

❸

❶ X – 둥그렇게 된 등이
어깨의 균형을 방해한다.

❷ X – 허리의 만곡이
어깨의 균형을 방해한다.

❸ O – 척추가 길어지고 넓어질 때
어깨의 균형을 회복한다.

이 사실을 알아보기 위해 의자에 앉아 천천히 등을 구부려 본다. 이때 어깨는 피동적으로 앞으로 이동한다. 상부 척추가 앞으로 기울어지면 흉곽은 뒤쪽으로 동그랗게 나온다. 견갑대는 어떤 관절 없이 주변 근육들에 싸여 일정한 위치에 놓인다는 사실을 기억하자.

이번에는 꼿꼿하게 앉아 본다. 그러면 척추의 만곡이 앞으로 증가된다. 이러한 자세는 구부정하게 앉은 자세를 수정하거나, 어깨가 앞으로 굽어 있어 어깨 균형을 맞추기 위한 해결법으로 자주 사용된다. 그러나 오히려 척추와 흉곽의 근육들을 더 긴장시켜 척추를 비틀어지게 한다.

어깨 균형 회복하기

어깨의 균형을 회복하려면 자신이 올바르다고 생각하는 어깨의 위치는 잊는다. 올바르게 하려는 의도적인 노력이 오히려 불필요한 긴장을 만든다. 척추가 잘 정렬되면 어깨 근육의 긴장이 저절로 해소되면서 균형을 회복한다.

의자에 앉아 1, 2, 3, 4번 디렉션을 스스로에게 준다.

1. 내 목이 자유롭다
2. 내 머리가 앞과 위로 향한다.
3. 내 척추가 길어지고 넓어진다.
4. 내 다리와 척추가 서로 분리된다.

앉은 상태에서 머리가 척추를 이끌어 길어진다고 생각한다. 당신이 구부정한 상태라면 먼저 좌골을 의자에 정확하게 닿게 하고 앉는다. 그리고 척추가 길어질 때 머리가 뒤로 젖히지 않도록 주의한다.

이제 5번 디렉션을 스스로에게 준다.

5. 내 어깨가 중심으로부터 넓어진다.

어깨가 양옆으로 넓어질 때 앞과 위 공간으로도 의식하는 것이 좋다. 주의할 것은 어깨를 자신이 생각한 위치에 놓으려는 의도 때문에 뒤로 젖혀지지 않도록 한다. 디렉션을 주었을 때 일어나는 자연스러운 해소 과정을 방해하지 않는 것이 중요하다.

어깨가 중심으로부터 넓어진다고 생각할 때 몸과 어깨 근육들의 긴장이 조금씩 해소되는 것을 느낄 수 있다. 여기서 중요한 것은 어깨의 긴장이 해소되는 것을 허용하는 것일 뿐, 의도적으로 무엇을 만들어 내지 않는다.(디렉션을 주고 의식만 할 뿐 의도적으로 근육을 움직이려 하지 않는다. - 역주)

만일 어깨가 올라가 있었다면 조금 더 아래로 내려올 것이다. 또한 호흡이 훨씬 편안하게 느껴질 것이다. 앞쪽으로 구부정하게 있던 늑골의 압력과 긴장한 허리의 만곡이 해소되기 때문이다.

처음에는 어깨의 긴장이 해소되도록 허용한다는 것을 단순하게 받아들이기가 힘들 것이다. 디렉션대로 척추가 길어지고 넓어지는 것을 허용하게 되면 어깨는 좀 더 쉽게 균형을 회복한다. 허용함으로써 해소된다는 의미를 경험을 통해 이해하길 바란다. 서로 반대 작용을 하는 근육들의 상호 협응이 더욱 좋아지게 된다.(힘으로 자세를 만들어 내려는 무리한 욕구나 의도 대신 편안한 의식을 활용하는 것이다. 디렉션은 몸 전체의 정보를 빠르게 통합하여 효율적으로 협응시킨다. - 역주) 근육의 움직임은 반사작용에 의해 일어나므로 불필요한 긴장으로 인한 간섭이 없어야 본래의 기능을 잘 수행할 수 있다.

어깨-팔의 올바른 사용 연습하기

팔이 어깨에 매달려 있으므로, 어깨의 균형은 팔에 직접적인 영향을 미친다. 팔의 올바른 사용은 간단한다. 등과 어깨가 편안해지면 팔은 그 즉시 편안해진다.

읽고 있는 것을 잠시 멈추고 자신의 손을 보자. 자신의 손에 대해 좀 더 의식적인 상태에 있어 보자. 팔을 움직이려 할 때 손이 그 움직임을 이끌고 팔이 따라다닌다고 생각한다.

팔의 움직임을 손이 이끈다고 생각하면, 어깨가 긴장된 채 팔을 들어 올리는 습관을 막을 수 있다. 불필요한 긴장이 목과 어깨 통증을 일으킨다는 사실을 알기 바란다. 팔과 손의 올바른 사용을 연습하기 위해 '내 손가락이 길어진다'는 디렉션을 추가해서 사용하기도 한다.

팔의 올바른 사용을 연습해 보자. 손이 팔을 이끈다는 디렉션을 주면서 팔을 머리 위로 올려 본다. 어깨는 가능한 움직이지 않다가 손이 어깨 높이 정도에 올라오면 '내 손가락이 길어진다'는 디렉션을 통해, 팔이 뒤따르는 데 있어 가장 효율적인 어깨 움직임을 허용할 수 있다.

일상 속에 적용하기

빗질하기

거울 앞에 서서 머리를 빗기 위해 팔을 들어 올린다. 당신은 머리를 숙여 손이 닿게 하는가? 그럴 경우 척추 길이가 줄어들고 어깨와 목에 불필요한 긴장이 생긴다.

팔을 올리기 직전에 잠시 멈춰 '노(No)'라고 생각한다(알렉산더 테크닉의 자제심[inhibition] 훈련으로 습관적인 충동을 자제하기 위한 방법이

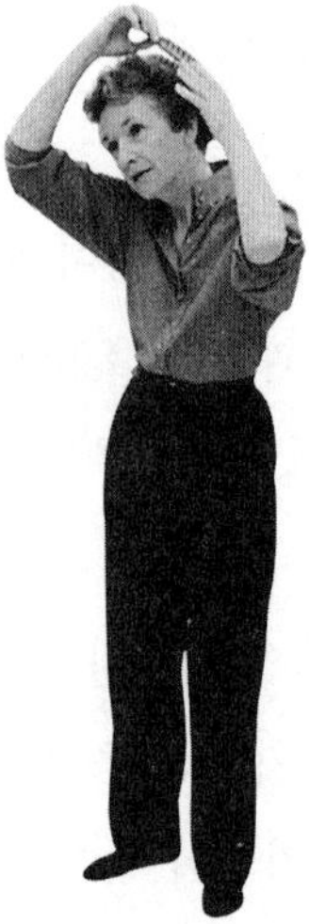

X – 척추를 압박한다.

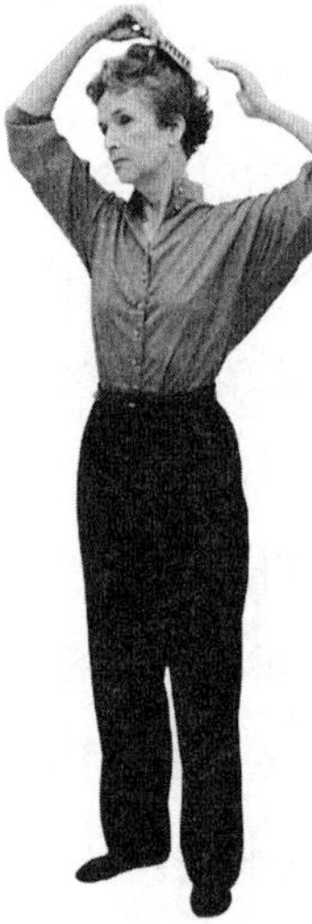

O – 머리가 척추를 이끌어 길어진다.

다. - 역주). 이것은 머리를 숙여 어깨를 긴장시키려는 충동을 자제하게 해준다. 그러면 척추가 길어지는 것을 허용하게 된다.

지금 다시 머리카락을 빗질해 보자. 이번에는 머리를 숙여 손이 가는 대신, 당신의 손이 머리로 향한다는 생각을 하고 말이다. 척추 길이가 줄어들지 않은 채 팔을 들어 올릴 수 있고 이로 인해 어깨의 긴장도 줄어든다. 어깨의 균형을 회복하고 잘 유지한다면 어깨, 팔, 손목의 유연성이 얼마나 좋은지 더욱 자각하게 될 것이다.

손 뻗기

서서 높은 곳에 있는 물건을 잡으려는 것처럼 한쪽 팔을 들어 올려 보자. 등이 뒤로 젖혀지거나 가슴이 앞으로 움직이는가? 어깨의 불균형을 초래하는 가장 일반적인 원인이 손을 뻗을 때 등을 뒤로 젖히는 것이다. 이러한 움직임은 팔의 힘을 약화시킨다. 팔은 척추가 올바른 정렬일 때 등의 넓은 근육들이 받쳐 줌으로써 그 힘을 쓸 수 있다. 등이 뒤로 젖혀지면 허리가 압박을 받으며, 삐끗할 수도 있다.

올바른 손 뻗기의 연습을 위해 거울 앞에 측면으로 서 본다. 디렉션을 주어 머리가 척추를 이끌어 길어지고 넓어지게 한다. 그 다음 한쪽 손으로 팔을 이끌어 앞을 향해 최대한(편안한 정도로) 뻗어 본다. 팔이 어깨 높이 정도까지 올라갔을 때 등이 뒤로 젖혀지지 않도록 주의한다. 팔을 들어 올리고 내리는 것을 여러 번 하면서 거울을 통해 등을 관찰한다.

온 몸을 뒤로 젖혀야 할 때가 있다. 테니스의 서브 동작이나 특

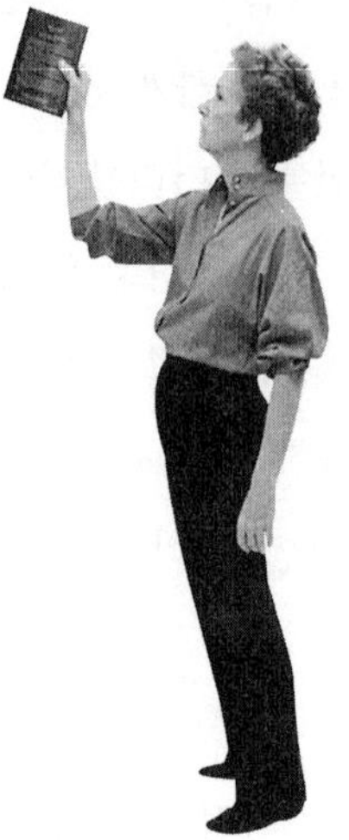

X

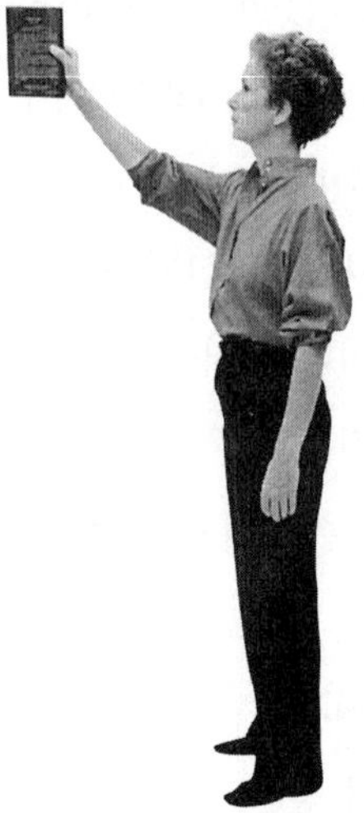

O – 척추가 길어지고 넓어진다는 생각을 함으로써 몸통 근육들이 팔을 들어 올리도록 도와준다.

정한 운동이나 춤 동작을 할 때 등이 그렇다. 척추가 길어진다는 것을 생각하면, 몸을 다치지 않게 해주면서 뻗기와 젖히기 같은 동작을 수월하게 할 수 있다. 몸통에 있는 모든 근육들은 척추를 보호하고 받쳐 주면서 힘을 쓸 수 있게 일하고 있다.

무거운 물건 들고 다니기

무거운 가방 같은 것을 들고 다니는 동작은 목과 어깨의 근육들을 아래로 '끌어당기는' 해로움을 준다. 물건의 무게에 대해 목과 어깨가 효율적으로 힘을 쓰려면 '위로 향하는 방향성'을 생각한다. 가방이 아래로 끌어당기는 방향과 반대 방향으로 척추가 향한다고 생각한다.

몸 앞쪽으로 크고 무거운 물건을 들고 다녀야 할 때도 마찬가지로 '위로 향하는 방향성'을 적용한다. 만약 부피가 크고 무거운 물건이라면 당신의 척추는 앞쪽의 무게와 균형을 이루기 위해 자동으로 뒤로 젖혀질 것이다. 이때 허리를 압박하고 삐끗하게 된다. 몸의 균형을 유지하면서 발바닥에서부터 '위로 향한다'고 생각하고 몸을 전체적으로 약간 뒤로 기울인다. 방향성을 생각하면서 움직이면 몸의 정렬이 잘 유지되고, 어깨와 팔은 더욱 효율적으로 균형을 이루게 된다.

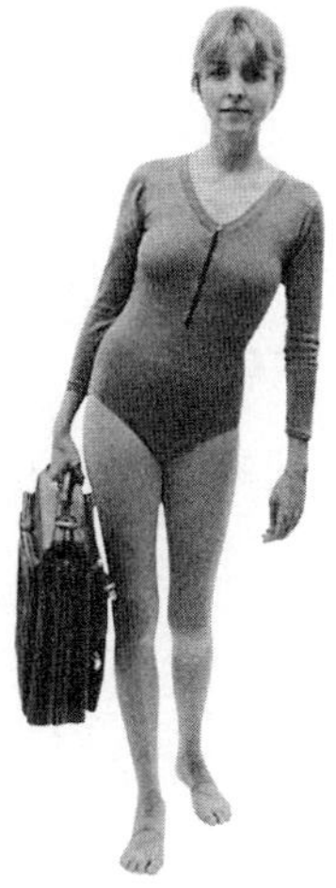

X

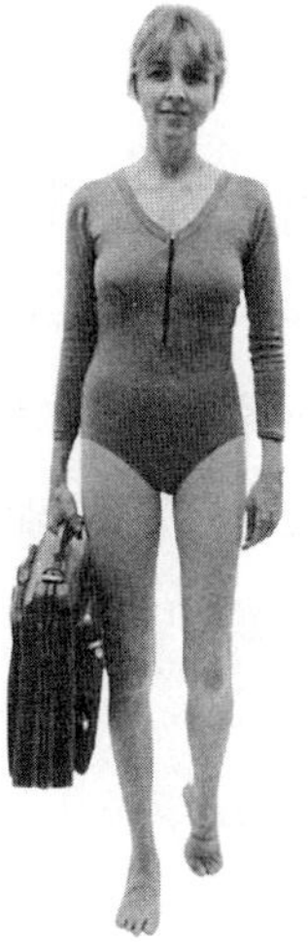

O – 아래쪽으로 끌어당기는 가방과 반대 방향인 위로 머리와 척추가 향한다고 생각한다.

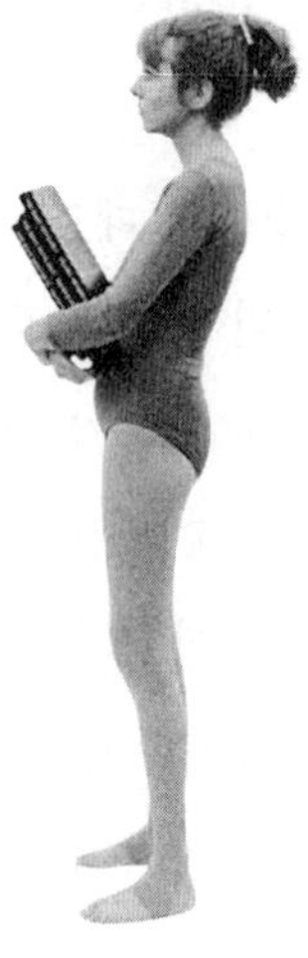

X

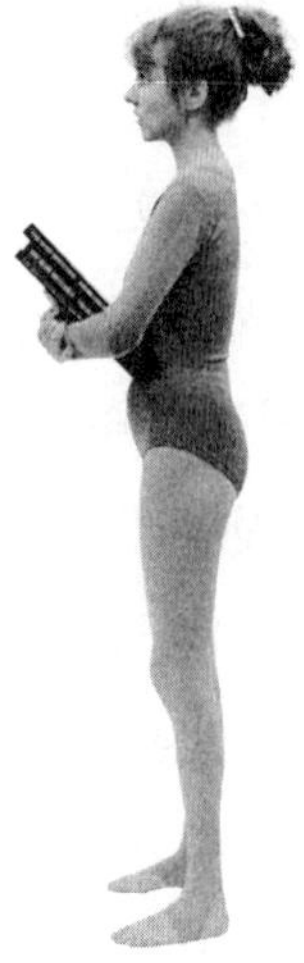

O – 앞에 든 물건의 무게와 균형을
이룰 수 있게 척추가 넓어진다고 생각한다.

의학적 문제들에 적용하기

어깨와 등의 올바른 사용은 궁극적으로 근골격계의 여러 골치 아픈 문제들을 해결해 준다. 다음은 근골격계의 문제들이 생겼을 때 할 수 있는 방법들이다.

어깨의 긴장

어깨 통증의 가장 대표적인 원인은 근육의 긴장이다. 복잡한 현대사회는 스트레스로부터 벗어나기 어렵다. 우리 몸은 근육의 긴장에 반응하고 그 상태가 계속 되면서, 결국 휴식이나 수면으로도 없애지 못하는 습관의 문제가 되어 버린다.

당신이 어떠한 상황에서 불필요한 어깨의 긴장을 지속시키고 있다는 것을 자각했다면 스스로에게 긍정적인 대안을 마련해 준다. 머리가 척추를 이끌어 길어지고 어깨가 양옆으로 넓어진다고 생각한다(디렉션 주기). 어깨 근육들의 긴장이 해소되면서 호흡이 훨씬 더 편안해지는 것을 자각할 수 있을 것이다.

잠들기 전이나 중간에 잠이 깼을 때 목과 어깨의 긴장이 풀린다고 생각한다. 점차 자신의 생활과 수면을 방해하는 오래된 어깨의 긴장이 해소될 것이다.

근육염과 발통점

근육염과 발통점(실제 통증이 일어나는 지점이 아닌 통증이 유발되는 지점)은 만성 근육통의 하나다. 이들은 신체 모든 부위에 나타나지만 특히 등과 어깨에 많이 생긴다.

의사들은 근육염은 근육조직의 염증으로 만성적이고 광범위한 근육통을 일으킨다고 정의한다. 그리고 발통점은 보다 국소적인 만성 근육통으로 설명하고 있다. 두 경우 모두 발병 원인은 비슷하다(감염성은 제외). 잘못된 자세와 감정적인 긴장 때문에 근육이 받는 스트레스가 지속될 때 발병한다.

일반적으로 근육염과 발통점은 다음과 같은 경과를 거친다.

① 근육의 긴장이 지속된다.

② 해당 부위에 혈액 공급이 감소된다.

③ 영양분의 공급이 부족해지고 노폐물 제거가 어려워진다.

④ 위의 이유들로 통증이 발생하고 근육 경련이 수반된다.

⑤ 통증이 더욱 심해진다.

이러한 통증-긴장의 사이클은 근육조직에 감염과 염증을 일으키고 정상적인 근육의 기능을 방해한다.

근육염과 발통점은 마사지, 스트레칭, 전기 자극 등의 처치법으로 잘 관리할 수 있다. 이 방법들은 통증 부위의 근육에 혈액 공급을 증가시킨다. 이 방법들의 기본 목적은 통증-긴장의 사이클을 끊는 데 있다. 그러나 만일 척추의 정렬을 회복하고 근육의 긴장을 해소하는 과정이 없다면 관련된 문제들은 재발할 것이다. 그렇기 때문에 일상생활에서 몸을 올바르게 사용하는 것을 유지하는 것이 중요하다. 작업대(책상)의 높낮이와 거리를 조정하고 좋은 의자를 사용하는 것은 기본이다.

건초염과 점액낭염

어깨 관절 주변의 통증은 어깨 근육의 힘줄에서 유발할 수도 있고, 힘줄과 뼈 사이에서 쿠션 역할을 하는 점액낭에서 유발할 수도 있다. 힘줄에 염증이 생기는 것이 건초염이고, 점액낭에 염증이 생기는 것이 점액낭염이다.

힘줄과 점액낭에 의한 어깨 통증은 일요일에 하루 종일 천장에 페인트칠을 한다거나, 마감 시간을 앞두고 긴장된 상태로 장시간 타이핑을 했을 때 나타날 수 있다. 어깨와 팔을 갑자기 또는 장시간 사용하면 그 즉시 통증이 발생한다. 장시간에 걸쳐 형성된 잘못된 자세로 인해 근육들의 내성이 약해진 경우에는 더 큰 문제를 일으킬 수 있다.

건초염과 점액낭염은 의료적인 치료가 필요하다. 그러나 디렉션을 통해 근육의 긴장을 줄이고, 척추가 길어지게 하고, 견갑대의 균형을 올바르게 해주면 치유 과정은 빨라진다.

굽은 어깨

굽은 어깨에는 두 가지 다른 유형이 있다. 하나는 자세를 바꾸면 즉시 좋아지는 유형인데 등 위쪽 척추의 가동성이 좋기 때문이다. 다른 하나는 단단히 굳은 유형인데 같은 부위의 가동성이 좋지 않기 때문이다. 첫 번째 유형을 '기능적(functional)'이라고 하고, 두 번째 유형을 '구조적(structural)'이라고 부른다. 대부분 척추는 이 두 가지 유형 사이에 있다.

척추의 가동성이 좋다면 척추가 길어지고 어깨가 넓어지는 것을 거울을 통해 즉시 확인할 수 있다. 이것은 굽은 어깨를 수정할 수 있는 여지와 힘을 갖게 하지만 시간이 흐를수록 점차 만성적(구조적)이 될 수도 있다.

가동성이 덜한 구조적인 유형의 등 위가 굽은 경우도 일부 수정이 가능하며 점점 더 악화되는 것을 막을 수 있다. 많은 사람들은 굽은 등과 굽은 어깨는 시간이 갈수록 더 굽어진다고 믿는다. 그러나 나는 동의하지 않는다. 어깨가 더 굽어질지 않을지는 척추를 어떻게 '사용'하는가에 달려 있다.

일부 직업은 굽은 어깨를 종용한다. 직업 때문에 자신의 자세를 염려하는 젊은 치과의사들을 상담한 적이 있다. 나는 그들처럼 직업상 굽은 어깨가 될 여지가 있는 사람들에게는 아래 세 가지의 조언을 한다.

1. 몸을 앞으로 숙이는 것을 최소화하기 위해 작업 위치를 바꿔 준다.

2. 앞으로 숙이게 될 경우 최대한 척추가 펴지도록 한다(척추가 너무 이완되어 구부정해지지 않도록).

3. 일하는 중간중간 회복 동작(팔과 어깨 등을 스트레칭)을 자주 해준다. 이러한 스트레칭은 관절의 압력을 줄이고 근육의 피로를 회복시켜 기분 좋게 해줄 것이다. 무엇보다 등 위쪽이 점점 굳어져 둥그렇게 굽어지는 것을 예방한다.

교사, 상담사, 심리학자, 그 외에도 사람들과 일대일로 만나는 직업에 종사하는 사람들은 자신의 어깨와 등을 어떻게 사용하는지 잘 관찰할 필요가 있다. 이러한 전문직의 사람들은 내담자에게 다가가기 위해 몸을 숙이게 되는데 이때 머리, 목, 어깨의 정렬이 어긋난다. 일을 마무리할 때 근육과 관절에 긴장이 생겼는지 꾸준히 관찰해야 한다. 나는 그들이 내담자와의 관계에 영향을 주지 않으면서도 자세를 바꿀 수 있는 방법을 가르쳤다(가끔씩 앉아 있는 위치에 변화를 준다). 상담을 잘하기 위해 자신의 목과 등, 어깨를 희생시키며 해야 할 필요는 없다.

굽은 등은 때때로 통증을 유발하고 심각한 문제로도 발전한다. 작가, 음악가, 컴퓨터 프로그래머 들이 그 대상이 된다. 어떤 작가

가 타이핑 작업을 하지 못할 정도로 등과 팔에 심한 통증이 생겨 나를 찾아온 적이 있다. 그녀의 주치의는 잘못된 자세 습관에 의한 근육의 긴장에 의한 것으로 진단했고, 나 또한 수년간 지속되었을 그녀의 작업 자세에 문제가 있다고 예상했다. 나는 그녀의 의자가 상체를 자판 쪽으로 숙이게 만든다는 것을 알게 되었고, 그에 대한 조언을 해주었다. 일하는 중간에 척추를 자주 신전시키고 어깨를 이완시키는 방법을 알려 주었다. 작업대의 높이 또한 중요한데, 만일 작업대가 너무 높으면 어깨와 팔이 올라가 불필요한 긴장이 생긴다. 너무 낮아도 몸이 앞으로 기울어져 등이 굽어지게 한다. 그녀의 팔꿈치가 약 90도 정도 되게 자판의 높이를 수정하여 일하는 동안 척추가 펴질 수 있게 하였다(7장 참조). 또한 좋은 의자와 책상 그리고 그녀의 안경 도수를 교정하여, 일하는 동안 적당한 거리가 유지되고 척추가 펴질 수 있게 하였다. 이렇게 등의 자세가 좋아짐에 따라 통증은 감소하였고, 불편함이 없이 오랜 시간 작업을 할 수 있게 되었다.

겉으로는 원하는 만큼 등이 펴져 있지 않은 것처럼 보일지라도, 다른 사람들보다 자기 자신의 상태를 관찰하고 자각할 수 있다는 것이 당신을 행복하게 해줄 것이라고 말하고 싶다. 다른 사람들은 막연히 보는 것을 당신은 거울을 통해 자신의 어느 곳이든 관찰할 수 있다는 것을 알기 바란다.

타인의 나에 대한 전반적인 인상은 스스로 자신의 몸을 어떻게 의식하느냐에 따라 달라진다. 즉, '위로 향하는' 방향성을 의식하면서 머리가 척추를 이끌어 길어지도록 허용한다면, 다른 사람들은 당신의 등이 얼마큼 굽었는지 알지 못할 것이다.

강직성 척추염

수년 전, 척추가 적절한 만곡을 이루며 좋은 자세를 유지하는 50대 중반의 사람이 찾아왔다. 그는 특별한 문제가 없었으며 알렉산더 테크닉에 관심이 있다고 했다.

나는 그의 등을 만져 본 후 그의 척추가 단단히 굳어 있음을 발견했다. 그의 나이를 생각해 봤을 때 일반적인 상태는 아니었다. 그의 병력 사항을 알아보니 20년 전에 강직성 척추염 진단을 받았었다. 척추관절의 가동성이 점점 줄어드는 관절염이었다. 그는 자신의 의지가 강한 편이어서 최대한 좋은 자세를 유지하자고 스스로에게 다짐했다고 한다. 강직성 척추염이 있는 사람들 대부분은 머리, 목, 등 위쪽이 앞으로 나온다. 그는 운동을 규칙적으로 했고, 앉거나 서 있을 때 항상 몸의 정렬에 신경을 써왔던 것이다.

만일 강직성 척추염이 있다면 자세 습관에 대한 자각이 매우 중요하다. 특히 의자에 앉을 때나 몸을 구부리는 동작을 유의해야 한다. 또한 잠을 잘 때 척추가 비틀리지 않고 곧게 펴질 수 있는 자세를 해야 한다. 등과 흉곽이 유연한 상태를 유지할 수 있도록 물리치료사에게 적절한 운동법과 꾸준한 관리를 받는 것도 필요하다.

7장

일상생활 속의 자세

몇 년 전 환자로부터 전화가 걸려 왔다.
그는 좀 이상한 불평을 했다. "내가 차에 맞지를 않아요."
그는 키가 꽤 크지만 습관적으로 구부정해진 사람이었다.
그는 큰 키 때문에 차 안에서 몸을 움츠려야만 했다.
알렉산더 테크닉 레슨을 받으면서, 그는 차 안의
좁은 공간 때문에 눌려 있던 본래의 척추 길이를 회복했다.
다음날 그는 자신의 머리가 차의 천정을 밀고 있다는 것을 알았다.
차의 천정을 높이든가 척추를 줄이던가 해야 했다.
그는 천정이 더 높은 새 차를 사는 선택을 했다.

척추를 올바르게 사용함으로써 주변의 여러 조건들을 더욱 자각하게 된다. 자동차 안의 불충분한 머리 공간, 책상의 높이, 척추를 받쳐 주지 못하는 의자 등받이의 상태, 양치질을 할 때 척추를 희생시켜야 하는 세면대 높이 등 척추를 무리하게 사용할 수밖에 없었던 것들을 알게 된다. 대부분의 경우 잘못된 가구와 싸우다 잘

못된 자세에 적응해 버리고 만다.

잠잘 때

대부분의 환자들이 잘 때 어떻게 하는 것이 좋으냐고 묻는다. 척추 통증이 있다면 옆으로 눕거나 바로 눕는 것이 안전하다. 문제는 수면 자세에 맞는 베개의 사용 방법이다. 나는 베개가 몸을 받쳐 주는 효과가 있다고 믿는다. 자다 보면 비록 어디론가 벗어나 있지만 일정 시간이라도 도움을 준다. 그로 인해 점점 더 안정된 상태가 될 것이다. 베개와 쿠션을 어디에 놓느냐가 중요하다.

옆으로 누워 잘 때

머리와 목 아래에 좀 더 탄탄하고 두꺼운 베개를 받친다. 이것은 머리가 매트리스를 따라 처지는 것을 예방해 주고, 어깨가 짓눌리는 정도를 줄여 준다. 추가로 무릎 사이에 쿠션을 받쳐 주면 다리가 허리를 끌어당기는 것을 예방할 수 있다.

만일 목과 어깨에 문제가 있다면 가슴 안쪽에 작은 쿠션으로 놓

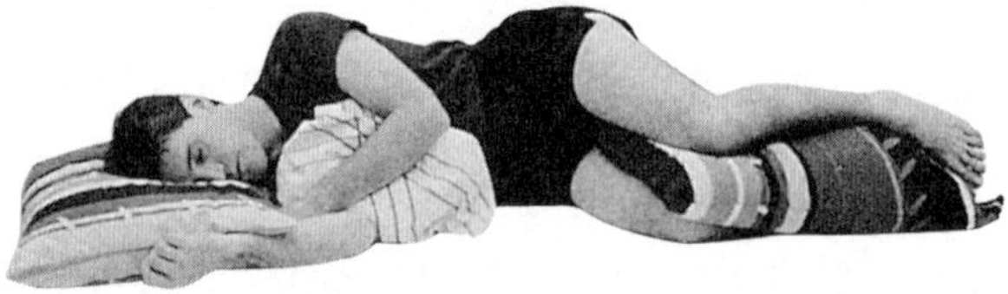

아 팔을 받쳐 주면 좋다. 이것은 팔과 어깨가 매트리스를 따라 처지는 것과 목과 등을 끌어당기는 것을 예방한다.

바로 누워 잘 때

머리 밑에 자신에게 적당한 크기(크기는 개인의 편안함에 따라 다름)의 베개를 받치고, 무릎 밑에 좀 더 큰 베개나 쿠션을 받쳐 준다.

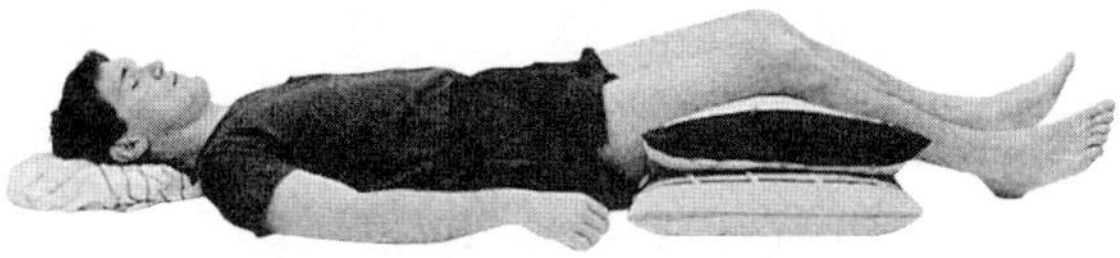

엎드려 잘 때

엎드려 자는 자세는 그다지 추천하고 싶지 않지만, 꼭 할 수밖에 없다면 척추의 만곡을 위해 복부 밑에 쿠션을 받쳐 주면 좋다. 머리에는 베개를 받치지 않는다. 왜냐하면 머리가 비틀어져 목을 누르기 때문이다.

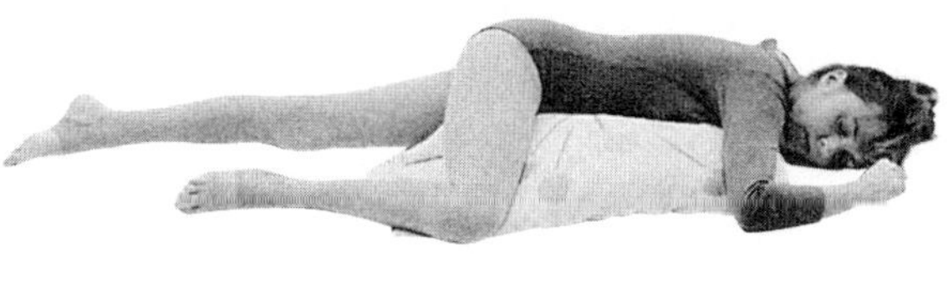

엎드려 자는 자세를 좀 더 보완하기 위해, 한쪽 다리를 구부려 옆으로 올린 다음 복부와 가슴 아래쪽에 쿠션을 받쳐 주면 매우 효과적이다.

침대 매트리스

매트리스는 머리, 목, 몸통의 올바른 정렬을 위해 탄탄한 것이 좀 더 낫다. 너무 푹신한 매트리스는 몸을 처지게 해 근육, 인대, 관절이 변형되는 원인이 될 수 있다. 어떤 사람들은 불편함을 감수하면서까지 너무 단단한 매트리스를 산다. 척추 통증을 치료하는 데 도움이 된다고 생각하기 때문이다. 그러나 무엇보다도 자신이 편안하게 숙면을 취할 수 있는 선에서 탄탄한 것을 고르는 것이 좋다.

물침대

어떤 사람들은 물침대에서 자고 난 후 척추 통증이 매우 좋아지는가 하면, 어떤 사람은 더 악화된다. 가장 좋은 선택 방법은 자고 난 다음날의 아침 컨디션으로 결정한다. 한 가지 확실한 것은 물을 너무 가득 채우는 것은 불편할 수 있다는 점이다. 척추의 정렬이 흐트러지거나 너무 휘어지지 않도록 받쳐 줄 수 있어야 한다. 침대는 적당히 탄탄하면서 몸의 곡선이 안정적으로 유지될 수 있어야 한다.

침실에서 책 읽을 때

나에게 누워서 독서를 하는 것은 즐거운 일이다. 왜냐하면 척추에 무리를 주지 않으면서 책을 읽을 수 있기 때문이다. 하나의 요령은 등을 매트리스에 완전히 밀착시키는 것이다. 또 다른 방법은 등 전체를 받친 상태로 앉아서 읽는 것이다. 두 방법 모두 무릎을 굽히고 쿠션으로 안정되게 받쳐 준다.

바로 누워 책 읽기

침대에 편안히 누워서 독서를 하는 것이 하나의 삶의 즐거움이 된다면 약간의 수고스러움 정도는 괜찮을 것이다. 그 수고스러움이란 네다섯 개의 쿠션을 이용해 안정된 모습을 갖추는 것이다.

양쪽 팔꿈치를 올릴 수 있도록 그 밑을 받쳐 준다. 무릎을 구부리고 발이 미끄러지는 것을 막아줄 쿠션도 필요하다. 허벅지 위에 작은 쿠션을 올려놓으면 책을 너무 멀리 놓고 읽지 않아도 된다. 이 자세는 척추를 보호하고 아주 편안한 상태를 만들어 준다.

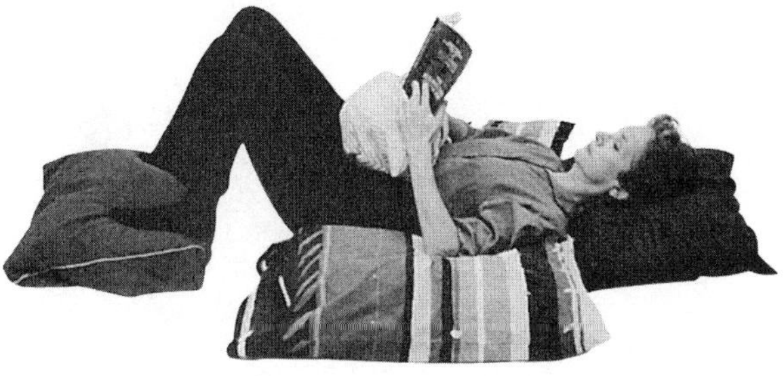

앉아서 책 읽기

등 뒤에 보통 크기의 베개 두 개를 받치고, 허리에 작은 쿠션을 받쳐 보조 역할을 하게 해준다. 무릎 밑에 쿠션을 받치고, 책 밑에도 쿠션을 받쳐 주면 책을 들고 있을 필요가 없다.

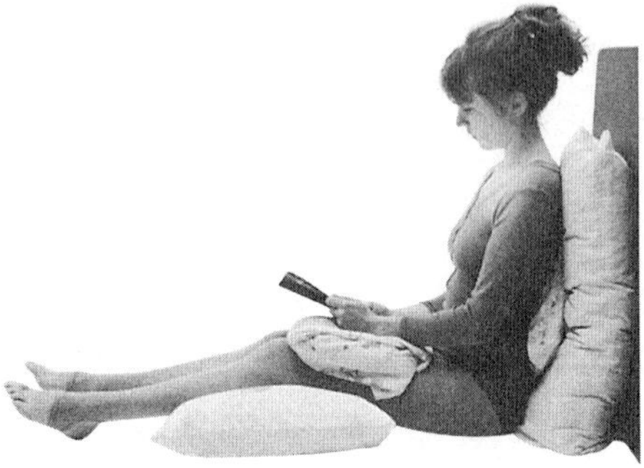

옆으로 누워 책 읽기

이 자세는 짧은 시간 편안하게 있을 수 있다. 머리와 목에 큰 베개를 받친다(또는 보통 크기의 베개 두 개를 하나의 베개 커버 안에 넣어도 된다). 책을 든 손을 읽기 편안한 위치에 놓고 그 밑에 쿠션으로 받쳐 준다.

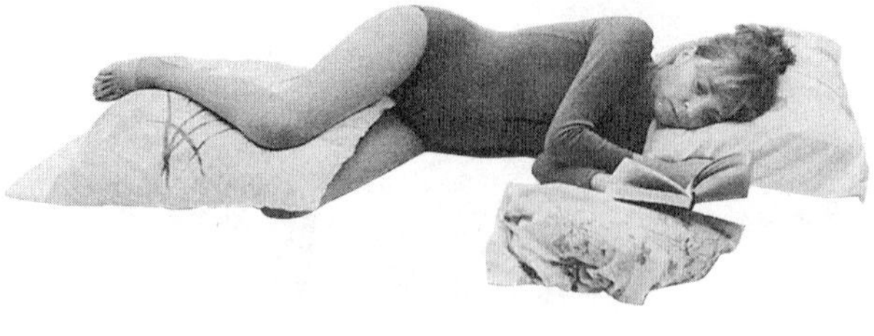

체위

요통이 있는 사람들은 대부분 요통이 더 심해질까 봐 성관계 갖는 것을 두려워한다. 나는 환자들에게 너무 오랜 기간 성관계를 피할 필요가 없으며, 안정된 자세를 취해 고통 없이 할 수 있도록 조언해 준다. 실제로 많은 사람들이 성관계 시 골반의 부드러운 움직임을 통해 효과를 보았다. 건강하고 행복한 삶을 위해 성적 만족은 신체적 · 정서적으로 매우 중요하다.

만일 급성 요통이나 근육 경련이 있을 경우에는 성행위를 피해야 한다. 더욱 심한 통증과 경련이 일어날 수 있다. 그러나 일상적인 활동을 할 수 있는 경우라면 성관계를 피할 이유가 없다. 단지 파트너에게 자신의 척추 상태 때문에 자세에 특별한 주의가 필요

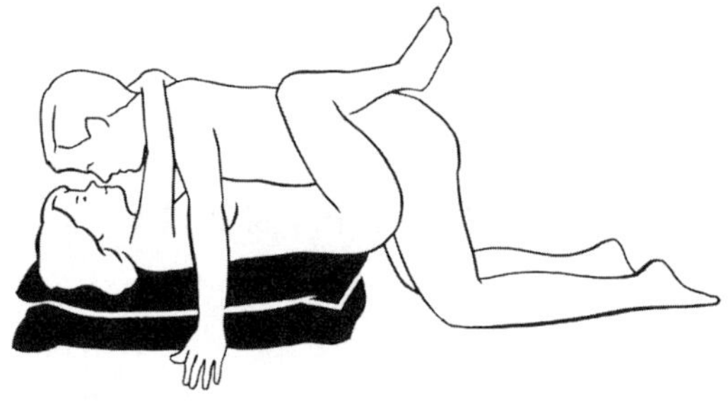

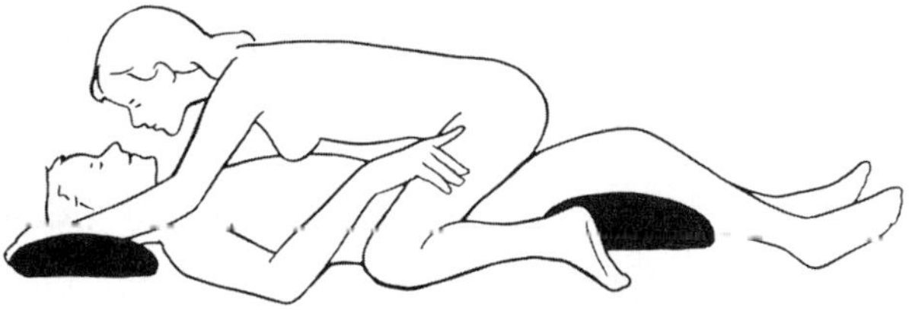

하다는 것을 이해시켜 주면 된다.

성관계 시 척추를 보호하기 위한 가장 기본은 고관절과 무릎을 편안하게 구부리는 것이다. 앞의 그림처럼 두 사람 모두에게 안전한 자세가 되어야 한다. 남성이 기는 자세를 하여 손과 무릎이 바닥에 닿을 때 힘들지 않게 여성의 등 밑에 쿠션으로 받쳐 주는 것이 좋다. 여성 상위 체위로 눕는 것도 안전하며, 남성이 여성의 등 뒤에서 함께 옆으로 누워 하는 것도 좋다.

서로 편안하고 좋은 체위를 생각해 보는 것도 좋은 시도다. 척추의 만곡이 너무 커지거나 몸을 너무 굽히거나 비트는 것은 자제할 필요가 있다. 또한 무릎이 가슴에 너무 가까워지는 것도 허리에 불편함을 줄 수 있다.

책상 앞에 앉을 때

책상 앞에 앉을 때 척추에 무리를 주지 않고 앉는 두 가지 방법이 있다.

1. 척추를 편안히 편 상태에서 고관절에서부터 앞으로 기울인다. 이렇게 앉는 것은 허리에 좋으나 오랫동안 고정시키면 피로감을 줄 수 있다. 그래서 두 번째 방법과 병행하면 좋을 것이다.

2. 의자를 책상에 가깝게 당기되 허리와 등이 등받이에 확실히 받쳐지도록 하는 것이다. 의자를 충분히 당길 수 없거나 의자 앞

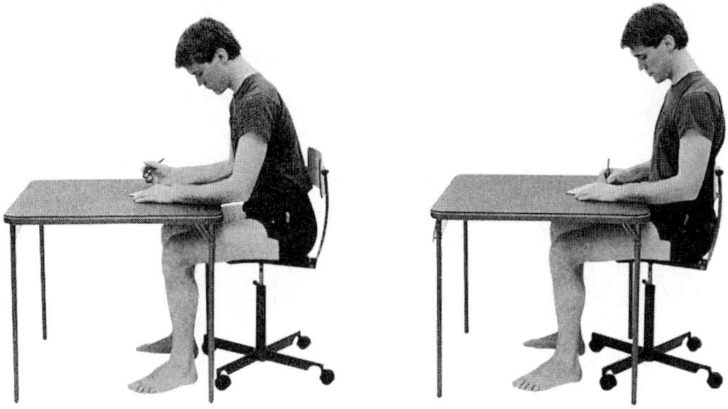

쪽과 등받이가 너무 멀다면 쿠션을 이용해 간격을 줄일 수 있다.

좋은 의자가 없는 상태에서 책상 앞에 몸을 기울여 오랜 시간 바르게 앉는 것은 사실상 매우 어려운 일이다.(책을 볼 때는 책 받침대를 이용하여 목이 오랫동안 기울어지지 않도록 한다. - 역주)

좋은 의자 구입하기

다음은 척추를 보호하며 바르게 앉을 수 있는 책상의자를 고를 때 고려해야 할 사항들이다.

1. 의자는 허리가 구부정해지지 않도록 확실히 받쳐 줄 수 있어야 한다. 가능하면 등받이는 자신의 허리에 맞춰 적당한 커브가 있는 것이 좋다. 대부분의 사무용 의자(팔걸이가 없는)는 허리를 받쳐 주는 등받이가 있다.

2. 큰 팔걸이가 있는 의자는 오히려 적합하지 않다. 의자의 팔걸이가 높아 책상 쪽으로 가까이 가는 것을 어렵게 할 수 있으니 충분히 낮은 것을 선택하는 것이 좋다.

3. 등받이에 깊숙이 들어가 앉더라도 바닥에 발바닥이 안정되게 닿을 수 있어야 한다.

4. 의자에 덮개가 씌워져 있을 경우 미끄러지지 않고 안정감을 줄 수 있어야 한다.

5. 어떤 의자들은 의자의 바닥과 등받이 위치를 조정할 수 있다. 이런 것을 구입할 경우에는 조정 후에 잘 고정되는지 살펴보아야 한다. 등을 기댔을 때 너무 유연해서 저항 없이 뒤로 기울어지는 의자는 사지 않는다. 대부분 이런 의자들은 등받이와 바닥을 스프링 재질이나 유연한 재질을 지지대로 사용한다.

무릎의자

무릎의자는 일반 의자들과는 다른 방식으로 앉게 되어 있다. 이것은 좌골을 정확히 받쳐 주고 골반의 균형을 정확하게 맞춰 척추의 정렬을 바르게 해준다. 그래서 허리가 구부정해지는 것을 방지한다. 바퀴가 달린 이동식과 고정식이 있고, 사용자의 키에 적합하도록 조절할 수 있

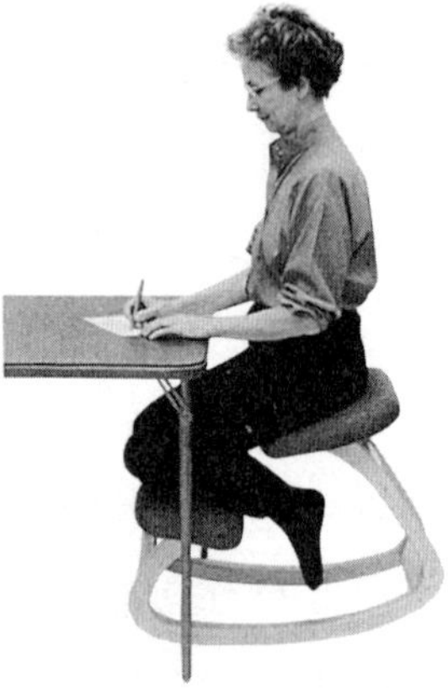

는 것들이 있다.

그렇다고 이런 제품이 반드시 필요한 것은 아니니 사려고 서두르지는 마라. 많은 사람들이 이런 의자가 편안하다고 느끼지만, 어떤 사람들은 오랜 시간 무릎과 정강이에 가해지는 압력을 견딜 수 없어 한다. 나는 짧은 시간에 간단한 작업을 할 때에만 무릎의자를 이용한다.

전화 통화를 할 때

우리 몸의 사용이 가장 최악일 때가 전화기를 사용할 때다. 대부분의 사람들이 상체가 구부정해지고 비틀린 상태에서 통화를 한다. 귀에 수화기를 갖다 댈 때 팔꿈치 밑에 책이나 작은 파일첩을 받쳐 팔을 올려 주면 보다 편안하게 통화할 수 있다. 또한 척추가 길어지고 어깨 균형이 더 나아지는 데 도움을 준다.

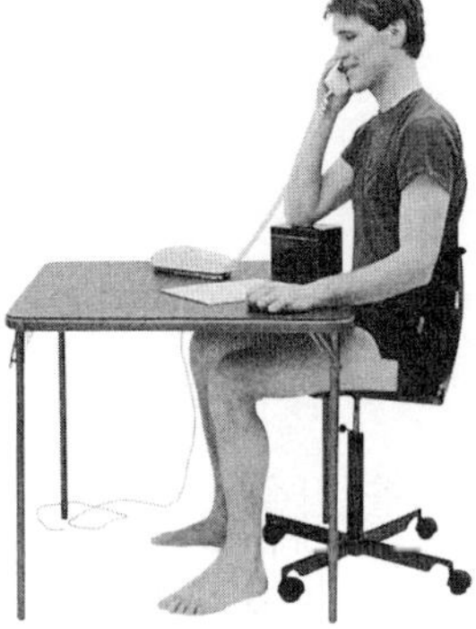

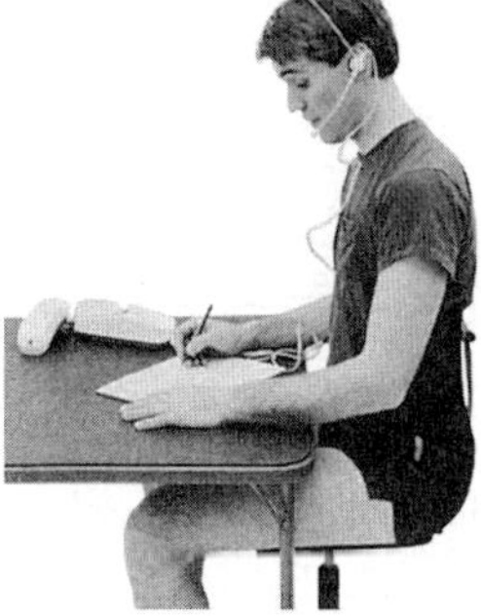

만일 당신이 자주 얼굴과 목 사이에 전화기를 끼고 통화를 한다면 헤드셋을 사용할 것을 강력하게 추천한다. 전화기를 목과 얼굴에 끼는 습관은 매우 해롭다. 헤드셋은 가볍고 사용하기 편하기 때문에 머리, 목, 어깨의 정렬을 계속 유지할 수 있다.

소파에 앉아 책 읽을 때

소파에 앉아서 책을 읽을 때(또는 바느질, 뜨개질 등) 책을 잡고 있는 팔에 피로감을 주게 된다. 등을 의자 깊숙이 대고 앉아 척추를 받쳐 주고, 허벅지 위에 작은 쿠션을 놓고 그 위에 책을 얹는 것으로 간단히 해결할 수 있다. 만일 의자가 너무 깊다면 등 뒤에 쿠션을 받쳐 조절할 수 있다.

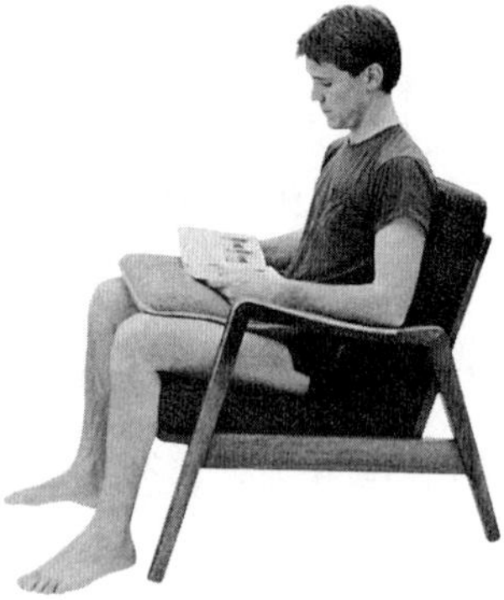

면도 또는 화장할 때

면도나 화장할 때 거울을 보기 위해 몸을 기울이게 된다. 이때 어정쩡한 자세가 척추, 목, 어깨에 무리를 준다. 양치질을 할 때처럼(아래 참조) 한쪽 발을 변기나 욕조 또는 의자 위에 올려 척추의 부담을 덜어 준다. 가능한 거울을 가까이 가져오는 것도 더 나은 대안이 된다.

양치질할 때

현대인의 생활 속에서 위태로운 동작 중 하나가 세면대 위로 몸을 구부리는 것이다. 척추가 길어지게 하면서 무릎과 고관절을 구부리는 것이 좋다. 화장실의 내부 구조에 따라 한쪽 발을 가까운 변기나 욕조 위에 올려놓거나, 작은 의자나 받침대를 바닥에 놓고 그 위에 발을 올려놓는다. 이런 방법으로 하는 것이 불가능하다면, 양치질을 하는 동안 척추가 길어지게 하면서 양 무릎을 약간 구부려 고관절에서부터 앞으로 기울인다. 다른 한 손으로 세면대를 붙

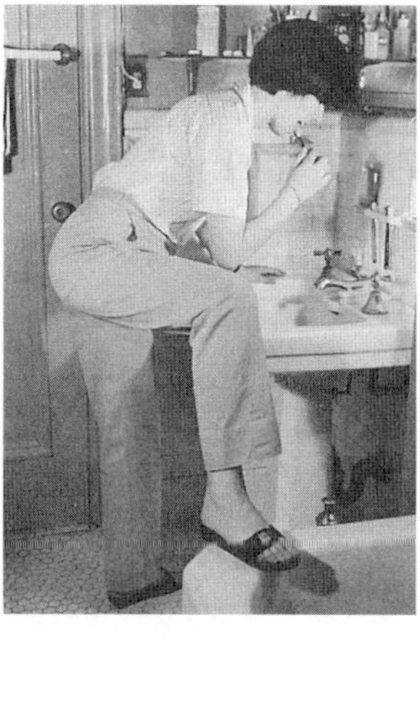

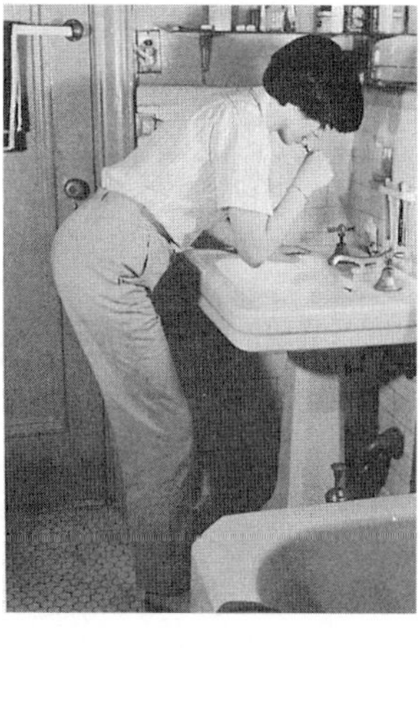

잡아 더욱 안정된 자세를 취할 수도 있다.

비행기, 기차, 버스로 여행할 때

비행기를 탔을 때 내가 제일 먼저 하는 것은 2개의 쿠션을 찾는 것이다. 쿠션 하나는 등 뒤에 놓고 다른 하나는 허벅지 위에 올려놓아 책이나 잡지를 볼 때 이용한다. 만일 쿠션이 없을 때는 스웨터나 재킷을 잘 접어 허리를 받쳐 준다. 허리가 점점 뻣뻣해지고 피로해지지 않도록 한 시간마다 기내를 잠깐 걸어 다니는 것도 좋다.

운전할 때

머리 위의 공간이 충분해야 하며 운전할 때 허리를 잘 받쳐 주는

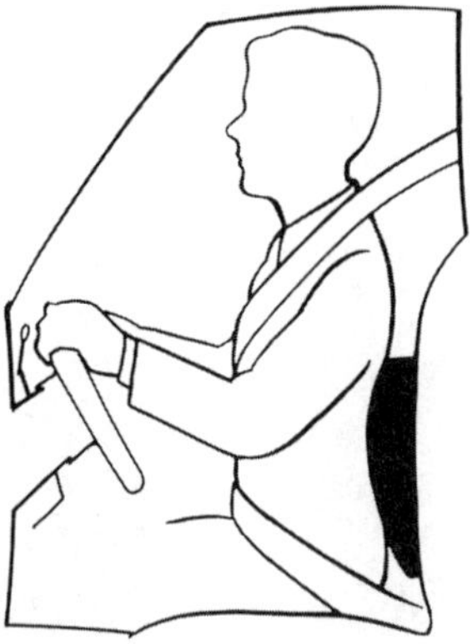

것이 가장 중요하다. 단단한 허리용 쿠션을 자동차 용품점에서 구입한다. 쿠션에 대한 사용 설명서에는 얇은 쪽을 위를 향해 사용하라고 되어 있으나, 나는 환자들에게 반대로 사용하라고 한다. 두꺼운 쪽을 위로 해서 받쳐 주면 척추가 전체적으로 바르게 세워진다.

앞으로 기울인 자세로 운전하지 않는 것이 좋다. 이러한 자세는 등을 구부정하게 하고 목과 머리를 앞으로 나오게 하기 때문이다. 이것은 경추와 흉추에 심각한 문제를 발생시킬 수 있다. 운전할 때 허리를 안정되게 받쳐 주고 몸통이 바르게 세워지게 하여, 척추의 정렬이 틀어지지 않도록 주의한다.

명상할 때

점점 많은 사람들이 매일 명상을 하며 하루를 시작하거나 마무리한다. 하지만 안타깝게도 그들 중 많은 이들이 척추 통증으로 마음을 집중하지 못한다.

명상을 하는 사람들이 가장 많이 취하는 자세는 바닥에 가부좌를 틀고 앉는 방식인데, 이 자세는 허리에 무리를 줄 수 있다. 또한 엉덩이와 다리를 움직일 수 없게 만들어 자세가 무너지기 쉽다. 이 자세를 취하고 싶다면 해결책은 간단하다.

단단한 쿠션을 엉덩이 밑에 깔되 다리까지는 닿게 하지 않는다. 쿠션으로 받치지 않으면 허리가 구부정해지기 쉽다. 그러나 쿠션으로 엉덩이를 올려줌으로써 머리, 목, 몸통이 편안하게 세워진다.

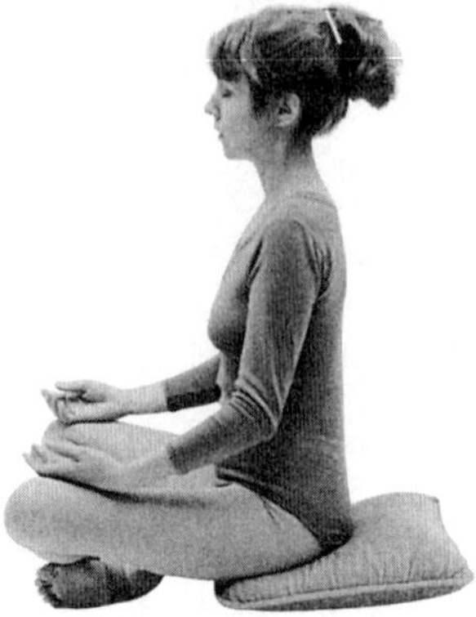

의자에 앉던지 바닥에 앉던지 명상하는 동안 명상도 중요하지만, 항상 몸을 고려한다. 척추를 길어지게 하고 몸통 주변의 근육들이 효과적으로 균형을 유지하는 자세로 명상함으로써, 허리도 치유되는 귀중한 시간이 될 수 있다.

자신의 척추를 바르게 할 수 있도록 주변 환경을 잘 이용할 수 있어야 한다. 식탁과 주방 의자들을 구입할 때도 척추에 도움이 되는지 따져 본다. 또한 직장에서 쓰는 의자가 척추를 편안하게 받쳐줄 수 있는 것들로 구비될 수 있도록, 상사에게 부드럽지만 단호하게 요구하는 것을 망설이지 말아야 한다.

8장

척추 통증을 완화하는 올바른 호흡

호흡 연습하기를 통해 통증-긴장 사이클을 끝낼 수 있으며
진통제보다 더 효과적일 수도 있다.

척추 근육의 긴장과 경련이 호흡을 힘들게 한 적이 있는가? 호흡 방법을 개선함으로써 통증을 완화시킬 수 있다. 대부분의 사람들은 호흡에 대해 크게 생각하지 않는다. 그러나 호흡은 척추 근육을 포함한 모든 영역에 큰 영향을 미친다.

흉곽 부위에 손을 대고 숨 쉬는 리듬을 느껴 본다. 이번에는 조금 더 아래로 내려와 허리 쪽에 손을 대고 느껴 본다. 위쪽의 흉곽보다는 덜하지만 호흡에 따른 움직임이 느껴질 것이다. 척추 주변의 모든 근육들이 호흡에 영향을 받는다. 반대로 척추 주변의 근육들이 호흡에 영향을 주고 있기도 한 셈이다.

잘못된 자세뿐만 아니라 감정적인 스트레스 또한 호흡의 리듬에 영향을 준다. 스트레스를 없앴다 해도 때때로 그로 인한 잘못된 호흡 패턴이 습관으로 남아 몸에 나쁜 영향을 주기도 한다. 올

바른 호흡을 회복함으로써 이러한 잘못된 습관들을 바꿀 수 있다.

올바른 호흡이란?

올바른 호흡이란 흉곽, 횡격막, 호흡 근육들을 자유롭게 사용함으로써 편안하게 공기가 들어오고 나가는 것이다. 거기에 어떤 인위적인 노력은 없다.

횡격막은 하부 늑골과 척추의 추체에 둥그렇게 돌아가며 붙어 있다. 흉곽 바닥이 돔(dome) 모양이라고 상상해 본다. 숨을 들이마시면 이 돔이 아래로 내려가면서 아래쪽 늑골들을 바깥쪽으로 펼쳐지게 한다. 또한 흉곽의 앞과 뒤를 서로 멀어지게 된다. 이러한 작은 변화가 공기를 들어오게 하고 공간은 더 넓어진다. 반대로 하게 되면 공기가 몸 밖으로 빠져나가는 작용을 한다. 숨을 내쉴 때는 폐와 흉벽의 탄력성에 의해 자연스럽게 이루어진다. 즉, 특정한 근육들의 노력 없이도 공기는 밖으로 빠져나갈 수 있다는 것이다. 기침, 재채기, 강도 높은 운동을 할 때를 제외하고 말이다.

많은 사람들이 가슴이 풍선처럼 부풀어 오르는 데에만 관심을 두고 그렇게 하는 호흡이 올바른 호흡이라고 생각한다. 이것은 숨을 들이쉬는 것만큼 내쉬는 것도 중요하다는 것을 간과한 것이다. 숨을 내쉴 때도 들이쉴 때만큼 긴장을 야기한다.

또 어떤 사람들은 복부 근육을 이용하여 숨을 보다 깊이 들이쉴 수 있다고 믿는다. 그러나 복부 근육이 긴장하여 횡격막이 자연스럽게 내려가는 것을 방해한다. 또 다른 사람들은 상부 가슴과 목의 근육을 너무 많이 사용하여, 횡격막의 움직임을 축소시켜 얕은 호흡 습관을 갖게 된다. 실제로 평온하고 올바른 호흡은 주로 횡격막과 하부 늑골을 이용해 자연스럽게 이루어진다.

우리 몸은 얼마나 많은 산소가 필요한지에 따라 자동적으로 변한다. 따라서 숨을 잘 쉬려고 너무 인위적인 노력을 한다거나 신경을 쓸 필요가 없다. 매우 활동적인 상태라면 휴식할 때보다 호흡이 더 빨라지고, 흉곽의 움직임도 더 커질 것이다.

다음은 당신이 언제든 활용할 수 있는 호흡과 관련한 디렉션이다. 누워 있거나 앉아 있거나 또는 더 활동적인 상태에 있든지, 아래 두 방법의 요지는 '덜하기(doing less)'이다. 이를 통해 호흡을 개선할 수 있다.

1. '몸통을 둘러싼 모든 근육들의 긴장이 해소되어 호흡이 이루어진다'고 생각한다.

흉곽은 원통형으로 되어 있어 사방으로 움직일 수 있다(특히 늑골 아래쪽에서 눈에 띄는 움직임을 보인다).

2. '당신의 폐가 숨을 빨아들이고 밀어내는 것이 아니라 저절로 공기가 들어가고 나간다'고 생각한다.

횡격막이 아래로 내려가고 늑골이 팽창하면서 흉곽 안에 공간을 만들어 바깥의 공기가 폐로 들어오는 것을 돕는다. 따라서 공기를 안으로 빨아들이는 노력은 필요하지도 않은 일을 더 하는 셈이다. 또한 팽창했던 흉곽이 본래 자리로 되돌아가려는 탄력성에 의해 일부러 노력하지 않아도 공기는 저절로 밖으로 빠져나간다.(알렉산더 테크닉은 '덜하기'를 통해 부적절한 사용으로 생긴 긴장을 해소하여 자연스러움을 회복시킨다. - 역주)

호흡 연습하기

근육의 경직은 종종 통증-긴장 사이클이 반복되면서 연장된다. 통증은 근육을 더욱 긴장시키고 그렇게 생긴 긴장은 통증을 더 심화시킨다. 결국 척추 전체의 근육이 경직 상태에서 빠져나오지 못하는 상황이 된다.

내가 '숨쉬기 체험'이라 이름 지은 연습법을 소개하고자 한다. 호흡을 격렬하게 하는 운동법쯤으로 생각하지 않길 바란다. 이 방법을 통해 통증-긴장 사이클을 끝낼 수 있으며 진통제보다 더 효과적일 수도 있다.

1. 바닥이나 침대에 바르게 눕는다.

2. 좀 더 편안하고자 한다면 머리에 작은 베개를 받치고 무릎 밑에 큰 쿠션을 받친다. 다리가 충분히 이완될 수 있게 한다.

3. 눈을 감고 당신의 흉곽에 비어 있는 원통형의 공간이 있다고 생각한다. 그 공간에는 유연한 바닥(횡격막)이 있다고 생각한다. 당신이 작아져서 그 공간의 한가운데 둥둥 떠 있다고 생각한다.

4. 당신이 숨을 들이쉬면 벽과 바닥이 당신으로부터 멀어졌다가

숨을 내쉬면 다시 당신을 향해 온다고 생각한다.

5. 이러한 상상을 몇 분간 계속한다.

흉곽이 저절로 팽창하고 수축하는 것을 느낄 수 있을 것이다. 손을 늑골 위에 올려놓는다면 부드럽게 오르내리는 움직임을 느낄 수 있다. 이것은 횡격막이 자유롭게 활동하고 있다는 것을 경험하는 것이다.

흉곽과 횡격막이 부드럽고 자연스럽게 움직이며 호흡할 때, 몸 안에서는 허리 근육들이 마사지를 받는 것과 같은 효과가 일어난다. 몸과 마음이 점점 더 편안해질수록 척추는 근육의 경직에서 벗어나게 될 것이다. 통증에서 벗어나도 '숨쉬기 체험'을 계속해서 매일 몇 주간 연습한다면, 당신의 몸은 점점 더 유익한 호흡 패턴에 익숙해질 것이다.(위의 방법은 저자가 고안한 호흡 유도법이며, 알렉산더는 위스퍼 하(Whisper ah~) 호흡법을 가르쳤다. '위스퍼 하~'는 턱관절을 부드럽게 여닫는 움직임과 함께 진행된다. 이 호흡법은 좌우 턱관절을 균형 있게 여닫으면서 목과 경추와의 긴장과 비틀림을 해소한다[《건강한 내 몸 사용법 알렉산더 테크닉》(최현묵, 백희숙 저) 참조]. - 역주)

제일 먼저 이해해야 할 것은 목과 척추의 건강은 골격 구조의 최상부에서 일어나는 머리의 조절 능력에 달려 있다는 점이다.

9장

척추를 위한 12단계 응급처치

"나는 내 허리가 '왜' 아픈지는 모르겠지만 '언제' 아프게 하는지는 안다."

"나의 허리는 경직이 일어나기 전, 며칠간 살짝 뭉치는 느낌을 미리 경고 신호로 보낸다."

모든 사람들이 경고 신호를 알아차리지는 못하지만 나는 자주 이런 말을 듣곤 한다. "내 척추가 정말 나빠져서 절망스러워지기 전에 내가 뭐라도 할 수 있었으면 좋겠어요."

이번 장에서 그 방법을 알려 주려고 한다. 단계별 심신(mind-body) 운동을 통해 척추 근육의 경직을 효과적으로 줄일 수 있다. 나는 이것을 일종의 '몸 명상(body meditation)'이라 부른다.

시작하기 전에 설명을 한두 번 읽어 보고 시작하자. 특히 디렉션을 줄 때 정신적인 집중이 필요하다. 이를 통해 몸의 올바른 사용을 위한 알렉산더 테크닉의 디렉션과 친숙해질 것이다.

1단계 : 서기 – 머리가 위를 향하고 척추가 길어진다

두 발을 편하게 벌리고 선다.(좌우의 발이 일정하게 놓이도록 한다. -역주) 다음의 디렉션을 준다. '내 목이 자유롭다. 내 머리가 앞과 위로 향한다. 내 척추가 길어지고 넓어진다. 내 다리와 척추가 서로 분리된다. 내 어깨가 중심으로부터 넓어진다.'

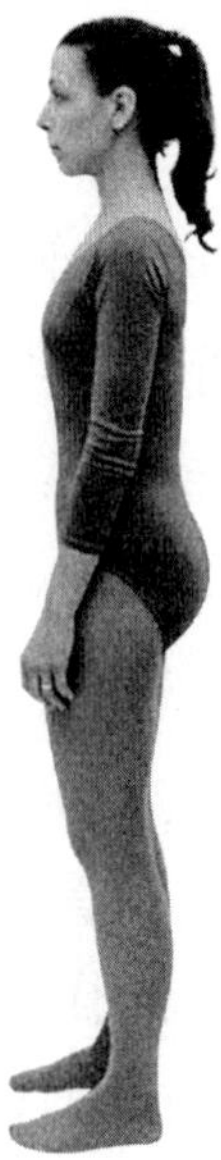

2단계 : 쪼그려 앉기

무릎이 앞으로 향한다고 생각하면서 구부린다. 구부리면서 무릎이 서로 멀어진다. 바닥으로 내려왔을 때, 고관절에서부터 앞으로 기울여 손바닥이 바닥을 짚을 수 있게 한다. 손가락 끝이 바닥에 닿으면서 발뒤꿈치가 바닥에서 떨어지도록 한다. 다음의 디렉션을 준다. '머리가 척추를 이끌어 길어진다.'

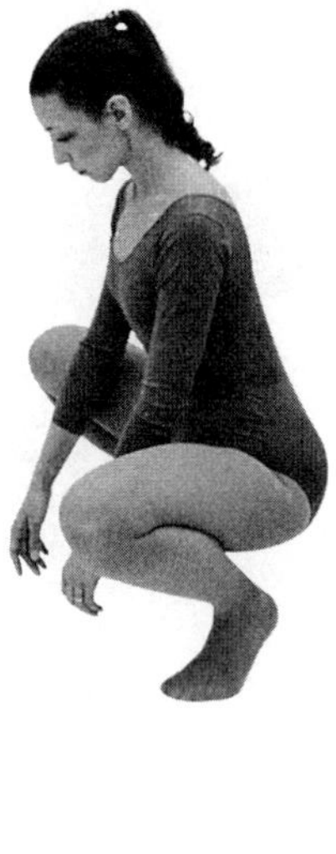

3단계 : 기기 자세

쪼그려 앉기에서 손과 무릎을 바닥에 대고 기기 자세를 취한다. 목의 뒤쪽 부위가 늘어날 수 있도록 시선을 아래로 향한 채 정면을 바라본다. 다음의 디렉션을 준다. '머리가 척추를 이끌어 길어진다.'

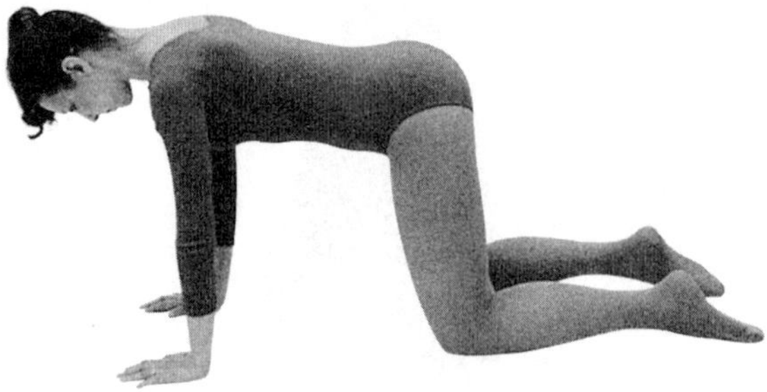

4단계 : 앞과 뒤로 기기

천천히 앞으로 여섯 걸음, 뒤로 여섯 걸음을 긴다(양쪽 무릎이 한 번씩 앞으로 나간 것이 한 걸음이다). 팔다리의 동작에서 특별한 순서는 없다. 자신의 몸이 자연스럽게 진행되는 순서를 따르면 된다. 기는 동안 척추와 골반의 부드러운 움직임을 자각한다. 이 동작은 근육의 경직을 경감시키고 예방에 도움을 준다.

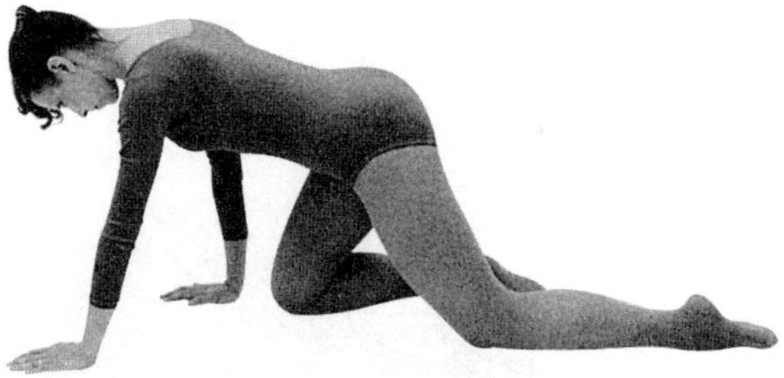

5단계 : 몸 접기

기기 자세에서 천천히 몸통을 발뒤꿈치를 향해 뒤로 움직인 후 머리와 팔을 바닥에 내려놓고 쉰다. 허리가 강하게 뭉쳐 있다면 완전히 접히는 것이 어려울 것이다(무릎이 경직되어 있어도 이 동작이 어렵다). 자신에게 편안한 정도로만 뒤로 가면 된다. 이 자세에서 5회 가량 편안하게 호흡한다.

근육의 경직으로 척추가 비뚤어져 있을 때 이 자세를 취하면 골반과 척추의 정렬을 올바르게 해줄 것이다. 또한 척추의 피로 또는 긴장 해소에도 도움을 준다.

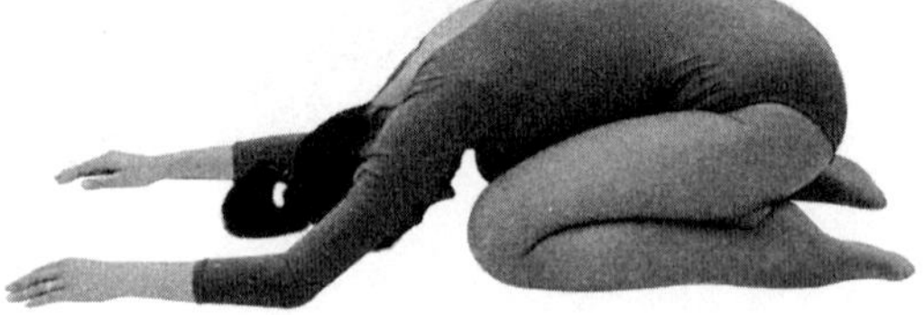

6단계 : 무릎 돌리기

몸 접기 자세에서 등을 천천히 옆으로 굴려서 바닥에 닿게 하고, 무릎은 접힌 채 가슴 앞에 놓는다. 무릎을 잡고 한 방향으로 작은 원을 다섯 번 그린다. 그리고 다른 방향으로 원을 다섯 번 그린다. 머리가 척추를 이끌어 길어진다고 생각한다. 무릎으로 원을 그릴 때 골반이 가볍게 움직이는 것을 느낄 수 있다. 이 동작은 허리의 긴장을 해소하고 경직을 줄여 준다.

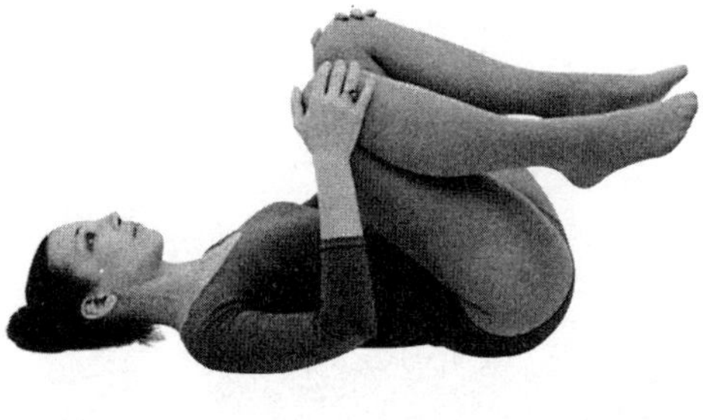

7단계 : 디렉션 주기 – 세미수파인 자세

등은 바닥에 그대로 둔 상태에서 무릎을 구부린 채 발바닥을 바닥에 내려놓는다. 이 자세(세미수파인[Semi-supine] 자세)는 휴식하기에 좋은 자세다. 아침에 일어나서 움직이기 전에 이 자세를 하고 디렉션을 주면 매우 좋다. 디렉션을 여러 번 준다.

내 목이 자유롭다.
내 머리가 앞과 위로 향한다.
내 척추가 길어지고 넓어진다.
내 다리와 척추가 서로 분리된다.
내 어깨가 중심으로부터 넓어진다.

몸통 주변 근육들의 긴장이 해소되면서 호흡이 자유로워진다.

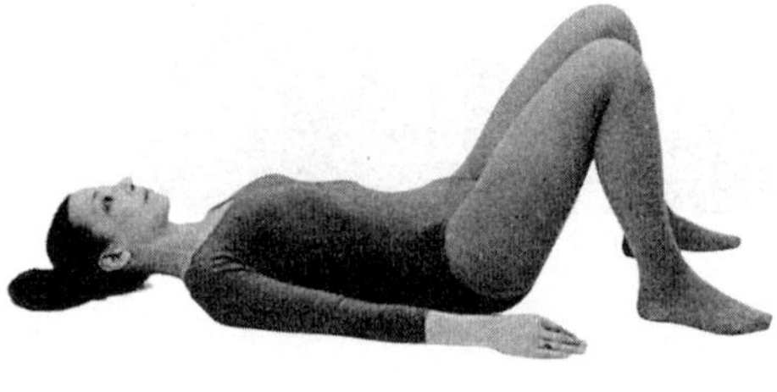

8단계 : 기기 자세로 되돌아가기

몸을 천천히 옆으로 돌려 손과 무릎을 바닥에 대고 기기 자세를 취한다. 다음의 디렉션을 준다. '머리가 척추를 이끌어 길어진다.'

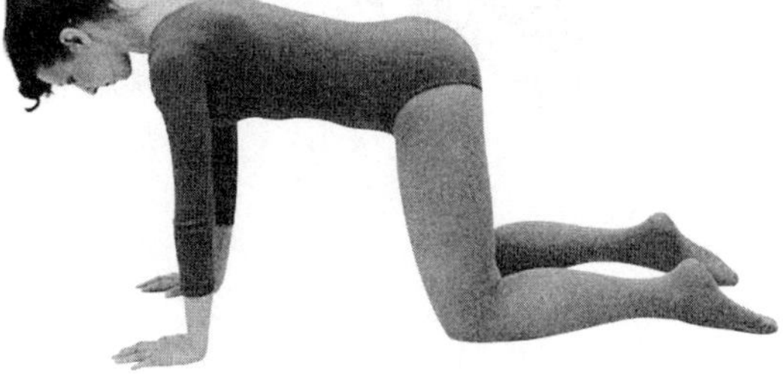

9단계 : 몸 접기로 되돌아가기

기기 자세에서 천천히 접기 자세로 돌아가 잠시 쉰다. 이번에는 좀 더 수월해졌을 것이다. 그리고 다시 기기 자세로 되돌아간다.

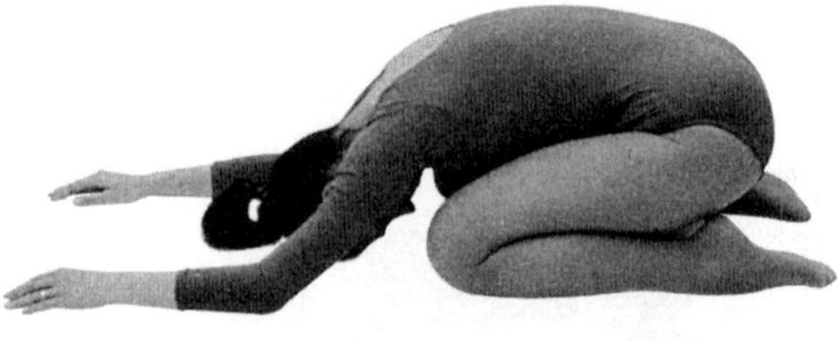

10단계 : 쪼그려 앉기로 되돌아가기

기기 자세에서 쪼그려 앉기 자세로 돌아간다. 발바닥에 닿는 부위가 달라질 수 있다(발가락이 바닥에 밀착된다). 무릎은 벌려도 좋다. 쪼그려 앉아 있는 동안 손바닥을 바닥을 대고 있다가, 일어설 때 엉덩이를 밀어내듯이 하면서 일어선다.

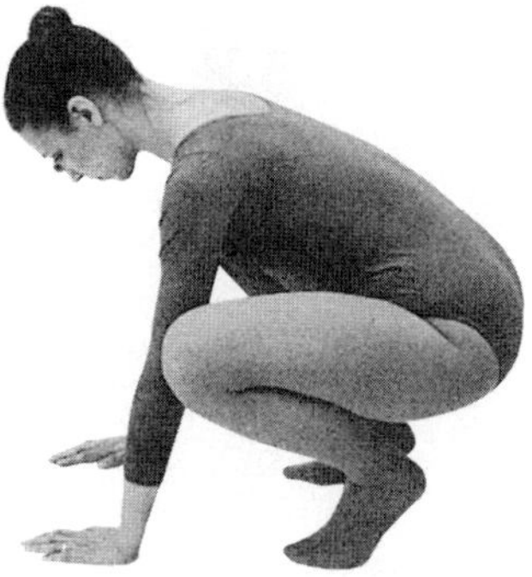

11단계 : 서기로 되돌아가기

손바닥으로 바닥을 밀어내듯이 하며 천천히 일어선다. 머리가 척추를 이끌어 길어진다고 생각한다.

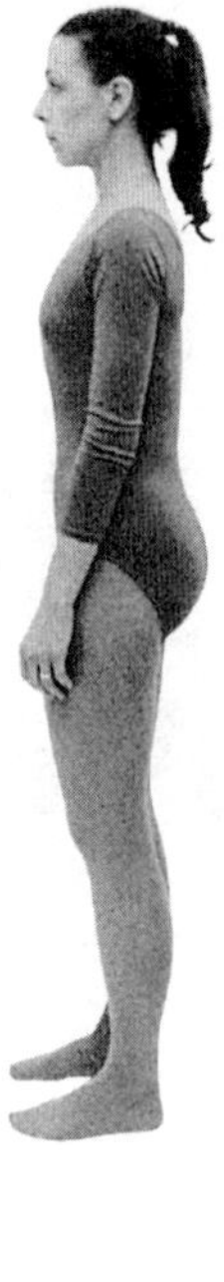

12단계 : 걷기

머리가 위를 향하고 척추가 길어지고, 다리가 고관절로부터 자유롭게 움직인다고 생각하면서 주위를 걸어 본다.

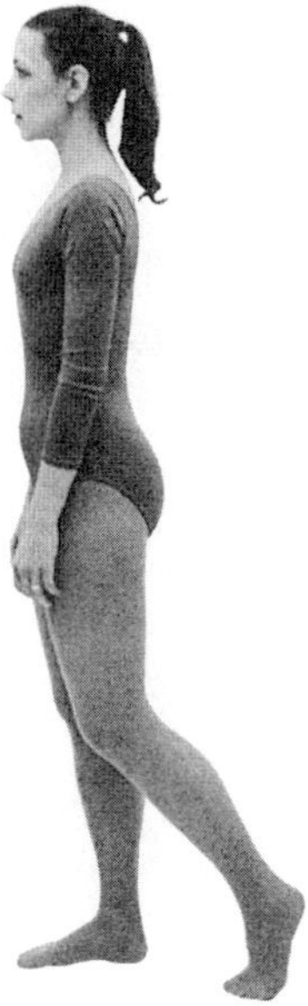

전체 순서가 익숙해질 때까지 여유 있게 시간을 갖는다. 이 방법의 유일한 원칙은 빨리 하지 않는 것이다. 이 동작들 중에 자신을 편안하게 해주는 것이 있다면, 다음 단계로 넘어가기 전에 잠시 머물러 있어도 좋다.

단계를 임의로 따로 떼서 해도 도움을 받을 수 있다. 몸 접기나 무릎 돌리기는 허리에 피로가 느껴지면 언제든지 해도 좋다. 만일 공공장소에서 허리에 경직이나 압박이 왔을 때(아마도 오랜 시간 서 있거나 걸었을 경우), 누울 수 있는 상황이 아니라면 쪼그려 앉기를 한다. 그러면 허리의 압박을 풀 수 있을 것이다. 또는 서 있는 상태에서 무릎을 가슴 쪽으로 올려준다. 이런 방법으로 허리를 편안하게 하는 데 도움을 줄 수 있다.

앞의 12단계 동작들을 순서대로 진행하는 동안 당신의 몸과 마음은 하나가 된다. 이것은 명상을 통해 '스트레스를 푸는' 것과 유사한 효과를 준다. 따라서 응급상황이 아니더라도 예방 차원에서 매일 이것을 반복할 것을 권한다.

10장

목 받침대와 등 받침대

등 받침대들은 쓰면 쓸수록 닳아 해지지만,

복부 근육은 쓰면 쓸수록 튼튼해진다.

정형외과에서 쓰게 하는 목 받침대와 등 받침대는 두 가지의 주된 목적이 있다. 이들은 목과 등을 받쳐 주는 동시에, 치유에 방해가 되는 척추의 부적절한 움직임을 최소화하는 데 있다. 이러한 용도는 분명한 가치가 있으므로 이런 장치들의 사용은 정당화된다. 그러나 환자에게 제대로 맞지 않거나 충분한 주의 사항을 주지 않았을 경우에는 오히려 나쁜 영향을 줄 수 있다.

목 받침대와 등 받침대를 최대한 효율적으로 활용할 수 있는 방법에 대해 몇 가지 안내하고자 한다.

목 받침대

나는 길을 걷다가 누군가 목 앞쪽이 뒤쪽보다 높이 올라간 목 받침대를 하고 있는 것을 보면 곧장 달려가 제대로 돌려놓고 싶은 충동이 생기곤 한다. 대부분의 경우 나의 결정이 옳지만 가끔은 그렇지 않을 때도 있다. 그 차이가 무엇인지 설명하려고 한다. 당신은 제대로 착용하고 있는지 한 번 확인해 보라.

대체로 목의 통증은 습관적으로 목을 뒤로 젖혀 누르기 때문에 발생한다. 만일 목 받침대의 앞쪽이 뒤쪽보다 높으면, 턱을 위로 치켜올리게 되어 머리는 더 뒤로 젖혀질 것이다. 따라서 목의 통증을 발생시킨 오랜 습관을 종용하는 받침대를 하고 있는 셈이 된다.

벨크로(velcro, 일명 찍찍이 테이프)로 조이는 방식의 목 받침대들은 특히 주의해야 한다. 이 받침대들은 중간 부분은 넓고 양끝으로 갈수록 좁아지며, 대부분 벨크로가 뒤쪽으로 간다. 이 받침대들을 잘 이용하려면 벨크로를 앞쪽으로 돌려서 목의 앞부분에서 조이는 것이 좋다. 그래야 목 받침대가 제 기능을 발휘하고, 머리도 젖혀지지 않게 보호해 준다. 또한 아래를 내려다볼 때 어깨 통증을 유발시키지 않고 머리를 조금만 내리고 볼 수 있다.

목 뒤에 벨크로가 부착된 제품들 중에는 잘 제작된 것들도 있다. 가령, 턱 부분이 살짝 패여 있어 목이 뒤로 젖히지 않게 만들어져 있다. 여러 가지 크기가 있으므로 자신의 턱에 맞는 것을 선택하는 것이 좋다.

어떤 경우, 머리를 살짝 뒤로 젖히게 해줄 받침대가 필요할 때도 있다. 목 뒤의 인대가 늘어난 부상을 입었다면 인대들을 다시 짧게 회복시키고 유지하는 것이 중요하다. 이러한 경우에는 의사나 물리치료사가 적합한 위치를 결정해 줄 것이다.

잠을 잘 때 쉽게 목을 보호하는 방법 중 하나는 '수건 받침'을 이용하는 것이다. 보통 크기의 목욕용 수건을 펼친 후 세로로 길게 둘둘 말아 사용한다. 턱밑에 수건의 가운데 부분을 받치고 목 뒤로 양끝을 넘겨 서로 교차시킨 후, 끝부분이 양쪽 어깨에 걸쳐지게 한다. 수건을 살짝 내려 편안한 위치를 잡은 후 양쪽 끝을 테이프로 고정시켜도 좋다.

의사가 더 이상 목 받침대를 착용하지 않아도 좋다고 하면, 매일 조금씩 덜 착용하면서 의존도를 줄여간다. 목이 완전히 나을 때까지 흔들리는 차 안에서는 착용하는 것이 좋다.

등 받침대

20년 동안 등 받침대를 착용해 왔던 환자가 이렇게 말했다. "언젠가 이 지겨운 받침대가 필요 없게 되면 이놈을 화분으로나 써버리겠어요." 정형외과용 등 받침대를 이런 용도로 써버릴 만큼 상태가 좋아진다면 정말 행복할 것이다.

물론 이런 등 받침대를 평생 착용해야 하는 특별한 경우도 있다. 그러나 대부분의 경우 회복될 때까지 착용했다가 증상이 악화되면 다시 착용한다.

등 받침대의 목적은 등을 받쳐 주고 활동 시에 척추를 바르게 보정해 주는 데 있다. 따라서 척추를 편하게 해주고, 척추를 올바로 사용할 것을 상기시키며, 척추 근육의 피로를 덜어 주어야 한다. 척추 통증으로 오랫동안 침대에 누워 지냈다면 일어나 처음으로 활동할 때 받침대를 착용하여 보호해 줄 수 있다. 오랫동안 서 있거나 여행을 가서 척추에 무리를 주는 활동을 했을 경우 필요한 만큼 착용하면 도움이 된다.

이렇게 도움을 주기도 하지만, 많은 사람들은 받침대 없이도 척추에 무리가 가지 않는다면 오히려 안 하는 것이 더 편하다고 한다. 이에 대한 의학적인 의견은 분분하다. 똑같이 통증이 심한 경우에도 어떤 의사는 등 받침대를 권장하고, 어떤 의사는 권장하지 않는다.

만일 당신이 지금 등 받침대를 착용하고 있다면 스스로가 도움이 되는지 안 되는지를 판단하기 바란다. 당신의 몸이 어떻게 응답할지 귀 기울여 볼 필요가 있다는 것이다. 받침대를 사용했을 때 안정감을 주고 피로가 덜하고 일상생활을 하기 수월하다고 느낄 수 있다. 반면, 받침대로 인한 압박과 활동의 제약성 때문에 오히려 자극을 주어 긴장시킨다고 느낄 수도 있다. 그럴 경우 의사와 잘 상의하여 등 받침대를 계속 착용하는 것이 안전하고 유용한지 고려해 봐야 할 것이다.

많은 전문가들이 단기간의 사용에 대해서는 의견이 엇갈리지만, 받침대에 의존하는 것은 모두들 좋지 않다고 생각한다. 만일 자신이 등 받침대에 완전히 의존하고 있다고 생각되면 조금씩 지나친 의존에서 벗어날 것을 권한다. 언제나 의사와 잘 상의해야 한다. 앉거나 구부릴 때 척추 길이를 일정하게 유지할 수 있어야 한다. 단단한 의자에 앉는 것이 좋고, 무거운 짐을 들고 다니는 것은 피한다. 피로를 풀기 위해 가능한 한 자주 누워서 긴장을 해소하는 것이 좋다.

등 받침대의 종류

비교적 좁은 모양을 한 어떤 등 받침대는 천장관절이 불안정할 때 사용한다. 골반을 단단히 조이게끔 착용하는 이 받침대는 마치 벨트처럼 생겼으며, 천장관절이 점차 안정되도록 도움을 줄 수 있을 것이다. 그러나 받침대 착용을 뗀 후 자주 습관적으로 털썩 앉는다던지, 허리를 너무 앞으로 구부리고 앉는다면 천장관절은 또 다시 스트레스를 받게 될 것이다. 또한 골반을 비스듬히 해서 앉는 습관은 천장관절을 다시 손상시킬 것이다. 따라서 스스로 올바로 앉지 않는다면 등 받침대를 계속 이용한다는 것은 시간 낭비가 될 뿐이다.

플라스틱이나 단단한 패드가 부착된 신축성이 있는 받침대들도 있고, 환자의 몸에 꼭 맞도록 디자인된 단단한 금속 막대형까지 다양하다. 어떤 것을 선택할지는 척추의 움직임을 얼마나 보정해야 하고, 척추를 어느 정도 받쳐 줘야 하는지에 따라 결정된다.

여기서 중요한 것은 신축성이 좋은 경우 척추의 움직임을 어느 정도 제한할 뿐 고정시키지 못한다는 점이다. 직접 착용해 보고 척추 정렬을 어느 정도 변화시킬 수 있는지 테스트해 본다. 완전히 단단하게 고정시키지 않는 한 척추 정렬을 올바로 하는 것은 환자 본인의 몫이다. 이것이 등 받침대의 바람직한 사용 방법이다.

완전히 단단한 등 받침대나 허리 보호대는 절대적으로 필요한 경우가 아니면 가능한 하지 않는 것이 좋다. 왜냐하면 착용자로 하여금 자신의 근육으로 몸을 지탱하기보다 버팀대에 의존하게 만들어 복부 근육과 등 근육의 힘을 약화시킨다. 다행히 최근에는 이렇게 활동을 강하게 제약하는 받침대를 처방하지는 않고 있다.

그 어떤 등 받침대보다도 복부 근육(천연의 등 받침대)을 사용해 허리를 받쳐 주는 것이 제일 좋다. 자신의 근육을 이용하면 허리 부위의 복부 근육이 앞으로 향하는 것을 줄이고, 아래로 당기도록 조절할 수 있어 척추의 올바른 정렬을 유지할 수 있도록 돕는다. 등 받침대들은 쓰면 쓸수록 닳아 해지지만, 복부 근육은 쓰면 쓸수록 튼튼해진다는 것을 기억하길 바란다.

11장

척추를 위한 치유 운동

좋은 운동 프로그램은 치유뿐만 아니라
다른 문제로 발전되는 것을 예방해 준다.

움직인다는 것은 살아 있다는 것이다. 몸을 스트레칭하고 단련하는 것은 삶의 질을 향상시킨다. 운동을 즐기는 사람들은 이 말에 공감하지만, 움직이기도 불편한 척추 통증이 있는 사람들은 운동을 걱정스럽게 생각한다.

만일 당신이 운동을 열정적인 눈으로 바라본 적이 없던 사람이라면 이 장을 통해 어떤 운동을 하고, 왜 해야 하는지, 최고의 방법은 무엇인지에 대해 보다 많이 알게 됨으로써 변화되기를 바란다. 그러나 척추 통증이 다양한 질병 중 하나이기 때문에 먼저 의사의 상담을 받지 않은 상태에서 운동을 시작해서는 안 된다.

운동은 왜 필요한가?

해골 마네킹을 스스로 서 있게 해보려 한다면 실망할 것이다. 그것을 똑바로 서 있게 해줄 근육이 없다면 바닥에 떨어져 뼈 무더기가 되어 버리기 때문이다. 우리의 근육이 매일 운동을 통해 강하고 유연하게 유지될 때 골격을 받쳐 주는 기능을 보다 잘 수행할 수 있다.

골격 중에서도 특히 척추를 잘 고려해야 한다. 척추는 복잡하게 연결된 구조이기 때문에 전후좌우로 기본적인 움직임이 제한되면 가동성이 줄어들어 건강 상태가 점점 나빠진다.

운동을 하면서 척추가 나아지면 바로 운동을 그만두려는 경향들이 있다. '운동을 그만두었다'라는 말을 환자들로부터 자주 듣는다. 그들은 근육의 상태와 척추의 가동성이 얼마나 빨리 나빠지고, 그것이 통증의 재발로 이어지는지 인식하지 못한 환자들이다. 이미 운동으로 회복했을지라도 계속해서 그 효과를 유지하기 위해 자신에게 맞는 운동 방법을 찾기를 바란다. 좋은 운동 프로그램은 치유뿐만 아니라 다른 문제로 발전되는 것을 예방해 준다.

가장 좋은 운동 방법

운동 방법은 어떤 운동을 하는 것만큼이나 중요하다. 몸뿐만 아니라 마음과도 관련이 있어, 운동 시간을 정신적으로나 신체적으로 모두 자기 자신의 '중심을 잡는 데' 활용한다. 운동할 때 몸은 어느 한 곳에 있는데 마음이 다른 곳에 가 있어서는 안 된다. 생각을 움직임의 흐름에 집중하면 몸과 마음이 조화롭게 작용하는 데 도움이 된다. 운동하는 동안 절대 급하게 움직이지 않도록 한다. 앞으로 소개할 추천 동작을 모두 세심하게 할 시간이 없을 경우, 동작의 수를 줄이더라도 천천히 올바르게 한다.

운동을 하는 동안 머리가 뒤와 아래로 젖혀져 척추를 압박하는 잘못된 자세 습관을 피하는 것이 매우 중요하다. 그렇지 않을 경우 운동 자체가 이러한 습관을 강화시키게 된다. 따라서 운동을 하는 모든 과정에서 몸의 올바른 사용에 대해 생각해야 한다. 척추를 길어지게 하는 것은 특히 중요하다. 척추가 길어진다고 생각할 때 나선형으로 감싸고 있는 모든 근육들이 잘 받쳐 주도록 허용하여 척추 구조가 확실히 보호될 수 있다.

스트레칭을 할 때는 근육에 힘을 가한다기보다, 스트레칭을 하는 방향으로 근육을 놓아준다는 생각으로 한다. 예를 들어서, 햄스트링 근육(넓적다리 뒤쪽)을 스트레칭할 때 튕기듯이 바운스를 주지 말고, 20초 동안 부드럽게 늘리면서 근육이 풀어지고 길어진다고 상상한다. 스트레칭에 따른 근육이 당기는 정도를 완화하면서 3~4회 반복한다. 고통스러운 스트레칭은 부드럽게 하는 것보다 효과적이지 않다. 스트레칭으로 통증이 생긴다는 것은 긴장을 더 만들어 내는 신체 반응이 일어났다는 것이다. 즉, 자신의 몸에 맞지 않는 방법으로 운동하고 있는 것이다.

운동을 선택하는 가이드라인

척추 통증이 병원에 갈 만큼 심각한 경우에는 의사, 물리치료사 또는 운동 전문가들로부터 맞춤 처방을 받는다. 그러나 의사가 더 이상 진료를 받지 않아도 된다고 하면, 다음의 가이드라인이 자신의 운동 프로그램을 만드는 데 도움이 될 것이다.

1. 다음 두 가지의 해로운 운동은 피한다.

첫째, 무릎을 쭉 펴고 서 있는 상태에서 상체를 구부려 손을 발가락에 닿게 하는 운동은 허리에 무리를 주기 때문에 해롭다. 단, 햄스트링 근육이 이미 충분히 유연해서 발가락에 손이 쉽게 닿는 사람들은 예외다.

둘째, 목 근육을 완전히 이완시킨 상태에서 머리를 원을 그리며 돌리는 동작은 목의 관절면을 약하게 만드는 원인이 된다. 따라서 이 동작을 할 때는 항상 목에 어느 정도 긴장도를 유지하고 머리가 목에서 부드럽게 떨어진다는 생각을 하며 돌린다.

2. 여러 가지 운동을 하되 균형 있게 한다. 한쪽 근육들(복부 근육과 같은)을 강화할 때, 반대쪽(등 근육) 근육 운동도 해주는 시간을 갖는다.

3. 중요함에도 불구하고 사람들이 인식하지 못하는 게 하나 있다. 바로 잘못된 자세 습관을 유도하는 운동을 피해야 한다는 것이다. 예를 들어, 척추가 지나치게 굽어 있다면 이러한 자세가 올바로 될 때까지는 척추를 굽혀서 하는 운동은 피한다. 또 다른 예로,

하루의 대부분을 앉아서 지내고 구부정한 경향이 있다면 굽은 어깨가 될 가능성이 있다. 따라서 완전한 윗몸 일으키기(누워 있는 자세에서 위로 끝까지 가서 앉는 자세)는 하지 않는 것이 좋다.(이러한 운동이 얼마나 나쁜 정렬을 유도하는지 이해하기 위해 윗몸일으키기 중간에 멈추고 당신의 머리, 목, 어깨, 그리고 등 위쪽이 어떤 모습이고 어떤 느낌인지를 관찰해 본다.) 만일 요통이 있는 경우 완전한 윗몸일으키기는 척추에 더 강한 압박을 주기 때문에 해롭다.

4. 어떤 운동 또는 자세가 통증을 줄여 준다면 그것은 유익할 수 있다. 운동이 통증을 만든다면 그 운동은 해로우며 하지 말아야 한다. 자신의 몸으로부터 오는 신호(피드백)를 신뢰해야 한다.

5. 한때 대부분의 의사들이 허리를 활 모양으로 펴면 해롭고, 둥그렇게 굽히는 것이 도움이 된다고 생각했다. 때문에 굽힘 운동(무릎을 가슴으로 오게 하는)은 척추 환자들에게 가장 빈번하게 처방된 운동이었다. 오늘날에는 허리를 둥그렇게 하는 것과 활 모양으로 하는 운동 모두 척추 건강을 위해 필요하다. 두 가지 동작 모두 운동 프로그램에 포함시키는 것으로 인식하고 있다.

6. 척추 근육의 유연성이 부족하면 척추 통증이 자주 동반된다. 스트레칭과 유연성 운동은 근력 강화 운동만큼이나 중요하다. 만약 하루 종일 근육이 긴장하고 있다면 적어도 한 가지 심신 이완 훈련법을 병행한다.(정신적 · 감정적 스트레스가 오래가면 전신적 긴장을 유도한다. - 역주)

7. 마지막으로 중요한 것은 운동 프로그램이 즐거워야 한다. 그래야 운동 시간을 빼먹는 일이 없어진다. 운동은 당신의 라이프 스

타일과 업무 일정에 잘 맞아야 한다.

척추가 아플 때도 운동을 해야 하는가?

그렇지 않다. 만일 통증이 있다면 정기적으로 하던 운동 프로그램을 그만두는 것이 좋다. 아프다는 것은 특별한 주의가 필요하다는 몸의 신호다.

어떤 자세든 가능한 편안한 상태로 누워 쉬도록 한다. 바닥에 등을 대고 누워 무릎 밑에 베개를 받쳐 주는 자세를 취해도 좋다. 이 자세는 대부분 사람들의 통증을 줄여 준다.

바닥에 등을 대고 쉬는 동안 8장에서 설명했던 호흡을 연습한다(148쪽 참조). 허리의 경직이 악화되는 것을 막는 효과적인 방법으로 9장의 운동 프로그램을 권한다.

척추에 통증이 있을 때 가장 중요한 원칙은 앉아 있거나 돌아다닐 때 척추의 올바른 정렬을 유지해야 한다는 것을 인식하는 일이다. 척추가 나아진 후에는 당신이 하던 정기적인 운동 프로그램에 복귀해도 좋다.

운동기구를 사용할 때

기구를 사용하는 웨이트 운동(또는 저항을 주도록 설계된 모든 형태의 장비)은 구체적으로 강화하려는 근육뿐만 아니라 모든 골격근에 효과가 있다. 나머지 근육들이 몸을 안정화시키는 데 자동으로 작동하기 때문이다. 즉, 근육의 어떤 부분에 집중하여 운동을 하는 동안에도 나머지 부분이 잘 유지될 수 있도록 한다. 근육의 일반적인 기능이 안정화(stabilize)이며 몸이 효율적으로 일할 수 있도록 도와준다.

만일 몸을 전반적으로 올바르게 사용하지 못할 경우 과도한 안정화는 척추에 해를 입힐 수 있다. 가령, 습관적으로 척추를 압박하고 있다면 무거운 것을 들어 올리거나 웨이트 운동을 할 때 그 압박은 더 커질 것이다.

다음은 웨이트 운동기구를 사용할 때 척추를 보호하는 방법들이다.

무릎 펴기 및 무릎 구부리기 운동(앉아서)

척추 근육을 사용하여 몸이 구부정해지지 않게 강하게 받쳐 주거나 척추를 길게 유지하도록 한다. 장비 무게를 너무 올려서 척추가 올바른 정렬에서 벗어나지 않도록 한다.

팔과 견갑대 운동

견갑대 사이에 있는 척추가 위를 향해 길어진다(누워 있을 경우에는 머리 위로 길어진다)고 생각한다.

노 젓기 운동

몸을 앞으로 숙이거나 뒤로 젖힐 때 등과 허리가 완벽하게 둥그렇게 되지 않도록 한다. 척추 근육에 충분한 긴장도를 유지하면서 척추 길이를 유지한다. 몸을 기울이는 동작은 고관절을 중심으로 이루어져야 한다.

컬업(curl up) 및 척추를 구부리는 다른 운동들

척추를 구부리는 방식이 중요한 만큼 시작 위치로 되돌아오는 방식도 중요하다. 반복되는 모든 동작에서 척추는 완전히 길어진 상태로, 그리고 가슴과 어깨는 열리고 '넓어진' 자세로 되돌아가 마무리해야 한다. 일부 열성적으로 운동하는 사람들의 경우 지구력을 키우기 위해 척추를 중간쯤 구부린 자세에서 복부 근육 운동을 한다. 나는 이러한 방법을 선호하지 않지만, 만일 당신이 원한다면 구부린 상태에서 척추가 길어진다고 생각한다면 효과를 볼 수 있다.

실내용 자전거 운동

실내운동용 자전거 기구를 탈 때 팔이 몸을 받치는 동안(손은 핸들바를 잡는다) 똑바로 앉거나, 몸통을 고관절에서부터 앞으로 기울여 앉는다. 어떤 자세든 척추 길이를 유지한다. 다리의 움직임에 따라 골반이 약간 움직일 것이다. 이때 좌우 움직임으로 인해 골반이 아래로 떨어지게 두지 않는다. 그렇지 않으면 허리와 천장관절에 부담을 주게 될 것이다. 페달을 밟는 동안에는 골반으로부터

무릎이 앞을 향해 나아간다고 생각한다.('내 다리와 척추가 서로 분리된다'는 디렉션을 준다. - 역주)

활기차게 운동기구를 당기거나 밀고 있는 정력적인 사람들로 가득 찬 체육관에서 나는 그들의 목, 어깨 등이 시종일관 잘못 정렬된 채 운동하는 모습들을 자주 본다. 현대의 운동기구들은 허리를 잘 받쳐 주도록 설계되어 있지만, 등과 목에 대해서는 잘 고려하지를 않았다. 따라서 운동할 때 머리가 척추를 이끌어 길어지고, 어깨는 중심으로부터 넓어져 양옆으로 긴장이 해소되는 디렉션을 주어야 한다.

1일 운동 프로그램

나는 허리, 목, 어깨 통증을 가진 사람들을 위한 유용한 기초 운동 프로그램을 만들었다. 근육을 강화시켜 주며, 유연하게 하고, 이완하는 이 세 가지 큰 틀에서 운동이 이루어질 것이다. 강화 운동은 올바른 자세 유지를 촉진시키는 척추 근육의 안정화 기능을 강화시킨다. 유연성 운동은 척추의 기본적인 가동성을 회복시키는 것을 목적으로 한다. 그리고 마지막으로 근육을 이완시켜 준다. 다른 운동을 추가하고 싶다면 아래의 가이드라인을 따르기 바란다.

운동은 적어도 하루에 한 번 실시한다. 규칙적인 운동은 점증적인 효과를 주기 때문에 근력과 가동성 증진을 위해 매일 하는 것이 좋다. 만일 하루에 두 번 운동할 수 있다면 점증적인 효과는 좀 더 빠르게 진행될 것이다. 그러나 운동을 하는 목적이 현 상태의 근력과 가동성을 유지하는 것이라면 격일로 해도 좋다.

운동으로 척추가 좋아지는 것이 느껴진다면 필요에 따라 좀 더 하는 것을 망설일 필요는 없다. 많은 사람들이 무릎으로 원을 그리거나 허리와 어깨 스트레칭을 할 때마다 더 나아지는 느낌이 든다고 한다.

1. 서 있는 자세에서 복부 근육 운동

목적 : 허리를 받쳐 주는 복부 근육을 강화한다. 이 운동은 매일 시간이 날 때마다 자주 실시한다(서 있을 때면 언제든 이 운동 방법을 기억하고 시도한다). 점차 복부 근육들이 허리를 더욱 잘 받쳐 주는 것을 느끼게 될 것이다. 이 운동 방법은 다른 많은 운동과 병합해서 할 수 있다.

시작 자세 : 거울 앞에 선다(운동을 배우고 나면 거울은 필요 없게 될 것이다).

방법 : 1. 허리의 전만을 효과적으로 감소시키기 위해 하복부 근육(배꼽 아래)을 가볍게 안으로 잡아당기고 5초 동안 유지한다. 적절한 긴장이 유지되는 동안 전체 척추를 펴고, 이완할 때도 펴진 상태를 유지한다. 근수축을 느낄 수 있도록 배꼽 아래에 손을 대보면 제대로 운동하고 있는지 확인할 수 있다.

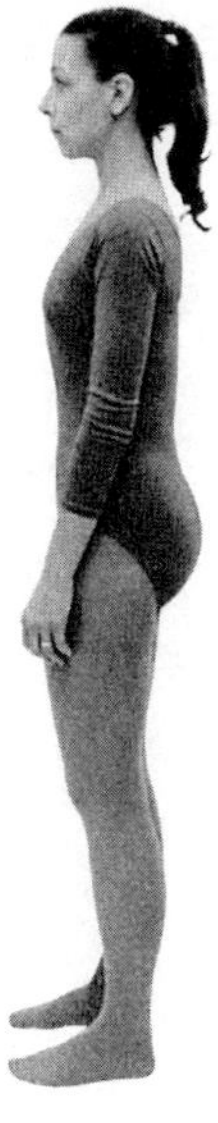

2. 10회 반복한다.

※ 이 운동은 강하게 하지 말고 아주 가볍게 하는 것이 매우 중요하다. 거울을 사용하여 척추의 길이와 정렬을 확인한다.

2. 서서 균형 잡기

목적 : 복부와 허리 근육을 강화한다.

시작 자세 : 발을 8~10cm 넓이로 벌리고 선다.

방법 : 1. 하복부 근육을 부드럽게 조여 주면서 머리가 척추를 이끌어 길어진다고 생각한다. 하복부의 긴장도를 유지하면서 한쪽 무릎을 앞으로 들어 올리고 5초간 유지한다.

2. 다른 쪽 무릎을 들어 올리고 반복한다.

3. 한쪽씩 번갈아 하는 것을 1회로 하고 5회 반복한다.

※ 머리가 위를 향하고 척추가 길어진다고 생각할 때 균형이 향상되는 것을 알 수 있다.

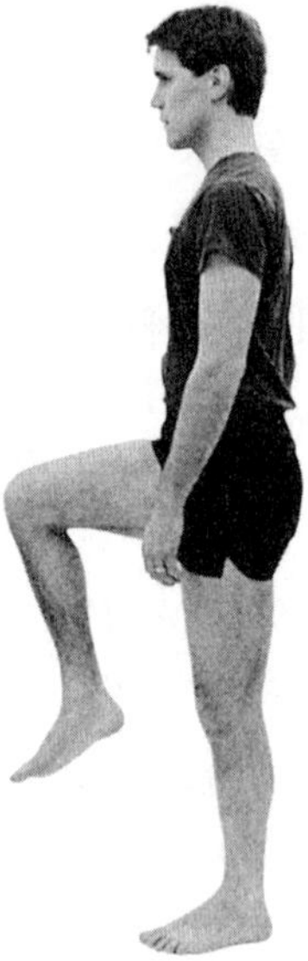

3. 걸으면서 하는 복부 근육 운동

목적 : 움직이면서 복부 근육을 강화한다.

방법 : 1. 방 안을 걸으면서 6걸음 동안은 하복부 근육을 살짝 조여 주고, 그 다음 4걸음 동안은 근육을 놓아준다. 머리는 줄곧 위를 향하고 척추는 길어진다고 생각한다. 복부의 긴장이 팔과 다리의 정상적인 움직임을 방해하지 않도록 한다.

2. 5회 반복한다.

※ 밖에서 걸을 때 가끔씩 이 운동을 해준다.

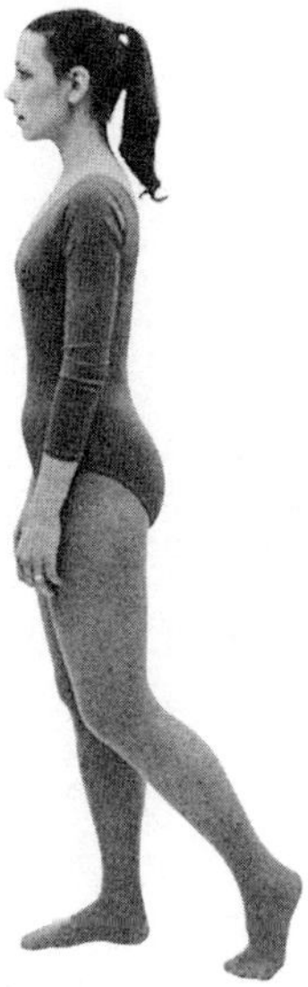

4. 옆구리 운동

목적 : 척추를 유연하게 하고 옆구리 근육을 강화한다. 이 운동은 활동적인 스포츠를 하기 위한 준비운동으로 매우 좋다.

시작 자세 : 두 발을 편안하게 넓게 벌리고 선다(적어도 30cm 정도 벌린다).

방법 : 1. 왼쪽 팔을 옆으로 올리면서 머리 위로 올리는 동안 몸통을 천천히 오른쪽으로 구부린다. 운동하는 동안 허리를 받쳐 주는 복부 근육을 물 흐르는 듯 부드럽게 움직인다. 움직일 때 척추가 길어진다고 생각한다.

2. 오른팔을 올리면서 왼쪽으로 반복한다.

3. 한쪽씩 번갈아 하는 것을 1회로 하고 5회 반복한다.

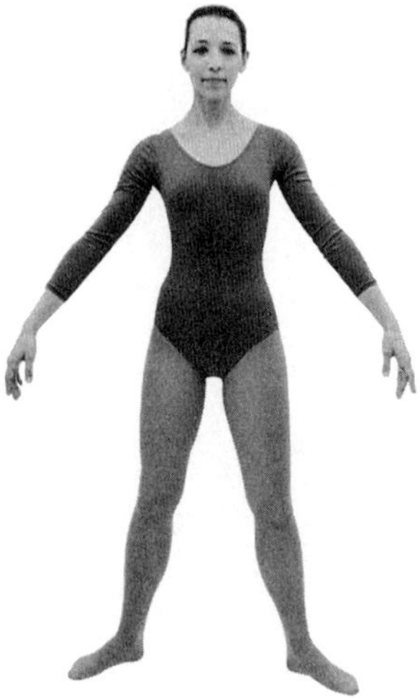

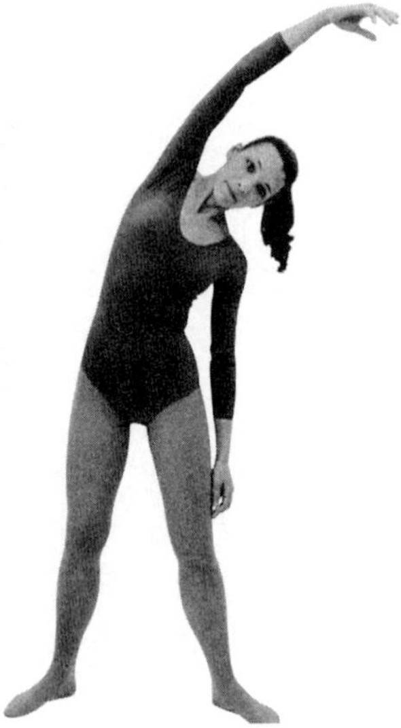

5. 회전 운동

목적 : 척추를 유연하게 만든다. 척추의 회전은 거의 모든 스포츠에 필요하다. 척추 통증이 생겨 그만두었다가 다시 스포츠로 복귀할 때 적합한 준비운동이다.

시작 자세 : 두 발을 편안하게 넓게 벌리고 선다(적어도 30cm 정도 벌린다).

방법 : 1. 왼쪽 발뒤꿈치를 바닥에서 떼면서 머리와 몸통을 오른쪽으로 돌려 뒤쪽을 바라본다. 허리를 받쳐 주는 복부 근육을 사용하며 물 흐르듯이 움직인다. 목과 함께 척추 전체가 부드럽게 돌아가는 움직임을 느낄 수 있다.

2. 오른쪽 발뒤꿈치를 바닥에서 떼면서 왼쪽으로도 반복한다.

3. 한쪽씩 번갈아 하는 것을 1회로 하고 5회 반복한다.

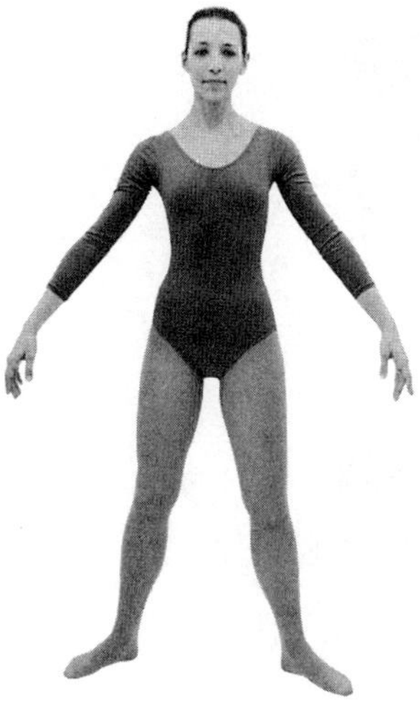

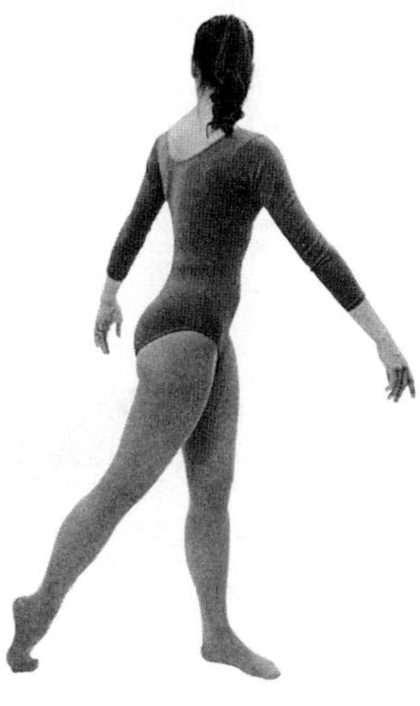

6. 손과 무릎으로 균형 잡기

목적 : 허리 근육을 강화한다.

시작 자세 : 두 손과 무릎을 바닥에 놓는다. 두 무릎 사이를 엉덩이 넓이만큼 벌린다. 운동을 하는 동안 바닥을 내려다보면서 목 뒤쪽이 길어진다고 생각한다.

방법 : 1. 오른쪽 팔을 들어 올리고, 왼쪽 다리는 바닥에서 25cm 정도 떨어지게 한다. 5초간 유지한다.

2. 왼쪽 팔과 오른쪽 다리를 들어 올리고 반복한다.

3. 한쪽씩 번갈아 하는 것을 1회로 하고 5회 반복한다.

※ 머리 위로 척추가 길어진다고 생각하면 균형 유지가 잘 된다는 것을 알 수 있다.

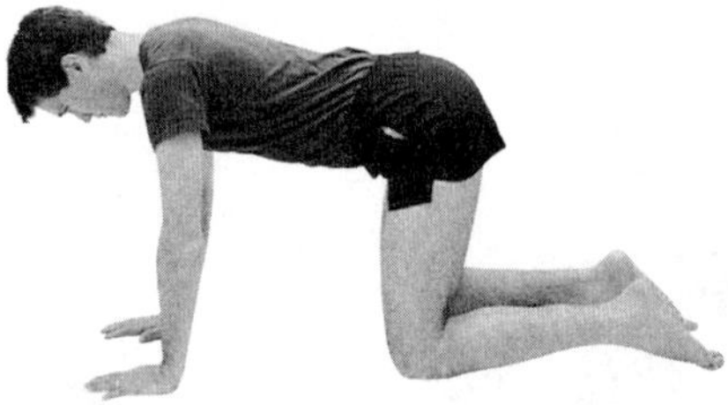

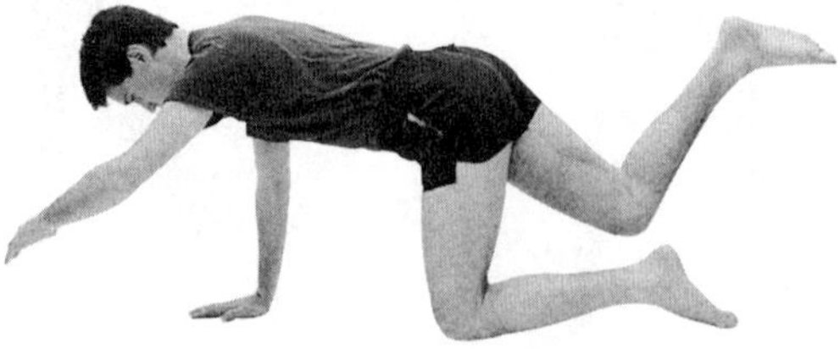

7. 기기 운동

목적 : 허리를 유연하게 만든다.

시작 자세 : 두 손과 무릎을 바닥에 놓는다. 운동하는 동안 바닥을 내려다보며 목 뒤쪽이 길어진다고 생각한다.

방법 : 1. 천천히 앞으로 몇 걸음 기어가고, 그 다음 뒤쪽으로 몇 걸음 기어간다(손-무릎의 순서는 상관없으며 자연스럽게 이루어져야 한다). 처음부터 끝까지 척추와 골반의 부드러운 움직임을 의식해야 한다.

2. 앞뒤로 번갈아 하는 것을 1회로 하고 3회 반복한다.

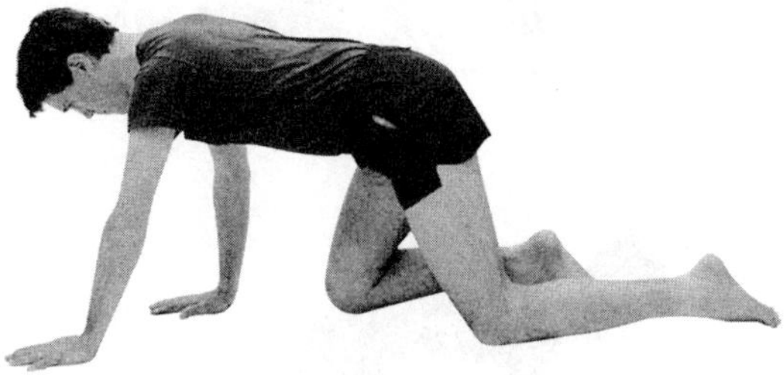

8. 고양이 운동

목적 : 허리를 유연하게 만든다.

시작 자세 : 두 손과 무릎을 바닥에 놓는다. 두 무릎 사이를 엉덩이 넓이만큼 벌린다. 바닥을 내려다보면서 목 뒤쪽이 길어진다고 생각한다.

방법 : 1. 허리를 둥근 모양과 활 모양을 만드는 동작을 번갈아 한다. 동작은 가볍고 편안하게 느껴지는 만큼 움직인다. 하부 척추를 움직이기 위해서는 배꼽 아래 부위를 움직인다고 생각한다.

2. 한쪽씩 번갈아 하는 것을 1회로 하고 6회 반복한다.

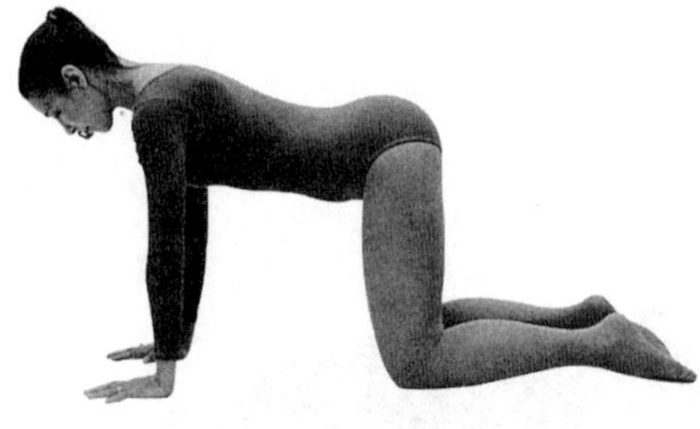

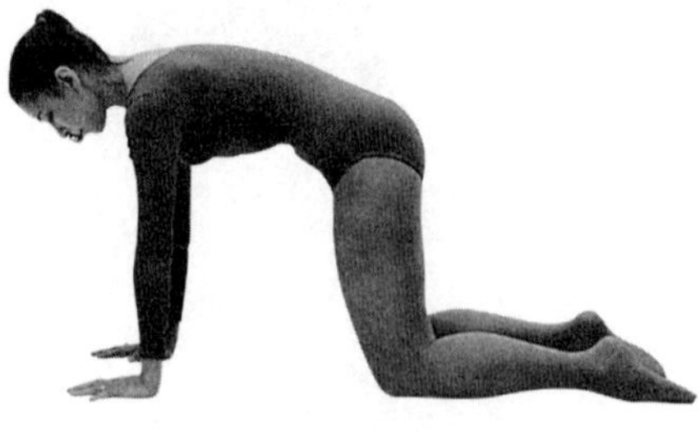

9. 당나귀 꼬리 운동

목적 : 척추를 유연하게 만든다.

시작 자세 : 두 손과 무릎을 바닥에 대고 기기 자세를 취한다. 두 무릎 사이를 엉덩이 넓이만큼 벌린다.

방법 : 1. 마치 자기 꼬리를 찾고 있는 동물처럼 오른쪽 측면을 바라보며 살짝 몸통을 옆으로 구부린다. 편안한 만큼만 구부린다.

2. 반복해서 왼쪽으로도 몸통을 구부린다.

3. 한쪽씩 번갈아 하는 것을 1회로 하고 4회 반복한다.

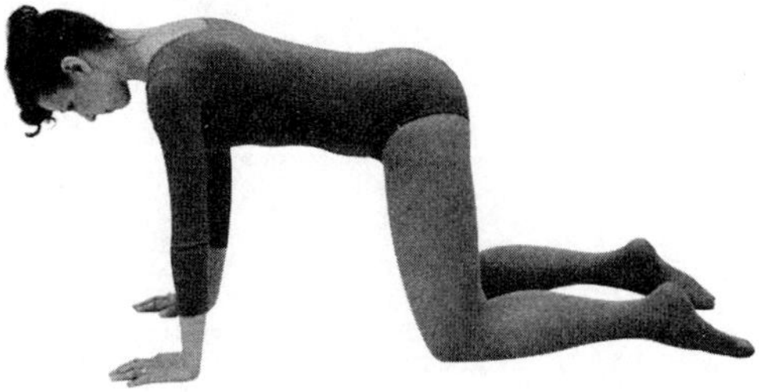

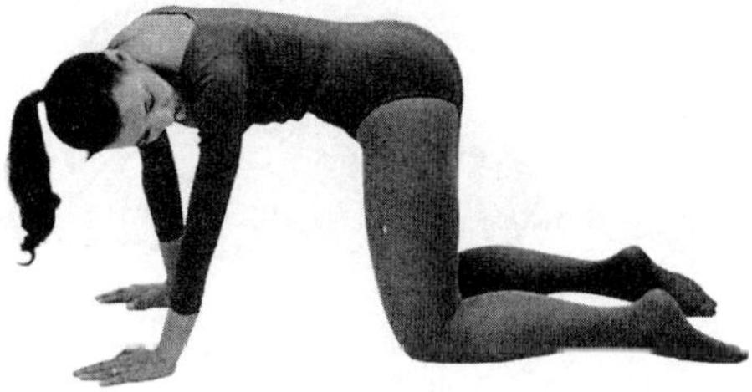

10. 접기 자세로 쉬기

목적 : 허리를 스트레칭한다. 이 자세는 허리가 피로하거나 뻣뻣하다고 느껴질 때 휴식하기에 매우 좋다.

시작 자세 : 아래 사진과 같은 자세를 취한다. 발등을 바닥에 닿게 하고, 엉덩이는 발뒤꿈치 가까이에 편안하게 놓는다. 이마와 팔은 바닥 위에서 휴식을 취하면서 전제 몸통을 앞쪽으로 축 늘어뜨린다.

방법 : 편안하게 호흡하면서 이 자세를 몇 분간 유지한다. 무릎과 발이 불편하면 잠시 동안만 유지한다. 점차 더 유연해질 수 있다.

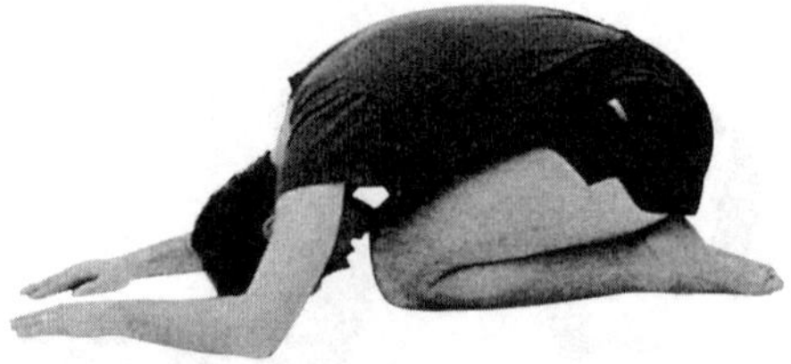

11. 무릎 돌리기

목적 : 뻣뻣한 허리를 유연하게 만든다.

시작 자세 : 등을 대고 누워 가슴 쪽으로 양 무릎을 올린다. 각각의 무릎 위에 손을 가져다 놓는다.

방법 : 1. 무릎으로 작은 원을 천천히 다섯 번 그린다. 골반이 흔들리는 것을 느낄 수 있다. 가볍게 당긴 무릎은 편안하게 가슴을 향하게 한다. 5초 동안 유지한다.

2. 5회 반복한다.

※ 대부분의 사람들이 이 운동을 할 때 어깨와 팔을 심하게 긴장한다. 이를 예방하려면 운동하는 동안 어깨가 양쪽으로 넓어져 근육의 긴장이 해소된다고 생각한다.

※ 누워서 하는 운동 시 주의 사항 : 등 전체로 누워 있을 때 머리가 뒤쪽으로 젖혀진다면 베개나 책을 머리 밑에 받쳐 주어 방지한다.(베게 높이는 이마와 바닥이 수평이 되는 것이 좋으며, 호흡이 편안한지 확인한다. - 역주)

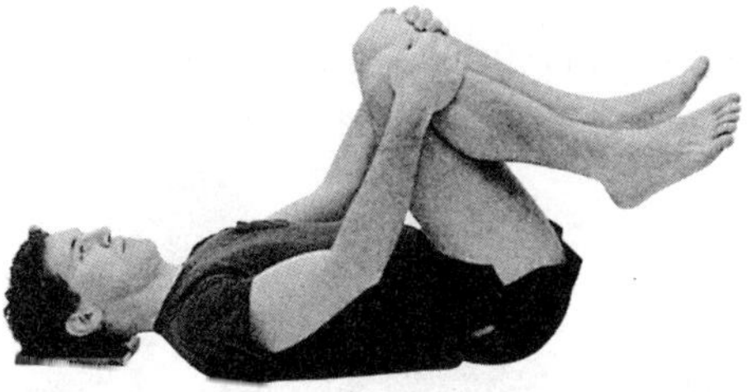

12. 다리 펴고 골반 운동

목적 : 복부와 허벅지 앞 근육을 강화한다.

시작 자세 : 등을 대고 누워 무릎은 구부리고 발은 바닥에 놓는다.

방법 : 1. 허리가 바닥에 평평하게 닿도록 복부 근육(엉덩이가 아님)을 조인다(척추가 길어지는 것을 느낀다). 아래 단계를 진행하면서 복부 근육의 긴장을 유지한다.

2. 오른쪽 무릎을 가슴 쪽으로 가져온다(척추가 점점 더 길어지는 것을 느낄 수 있다).

3. 오른쪽 다리를 쭉 뻗어 바닥에서 약간 들어 올린 채 유지한다(허리를 평평하게 유지하기 위해 복부 근육이 열심히 일하는 것을 느낄 수 있다).

4. 다시 가슴 쪽으로 오른쪽 무릎을 가져온다.

5. 오른쪽 다리를 시작 자세로 되돌려 놓고 복부 근육을 이완한다.

6. 왼쪽 다리로 전체 순서를 반복한다.

7. 한쪽씩 번갈아 하는 것을 1회로 하고 5회 반복한다.

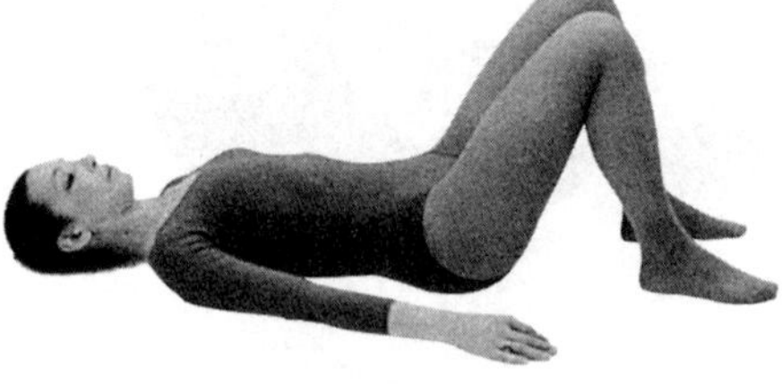

❶

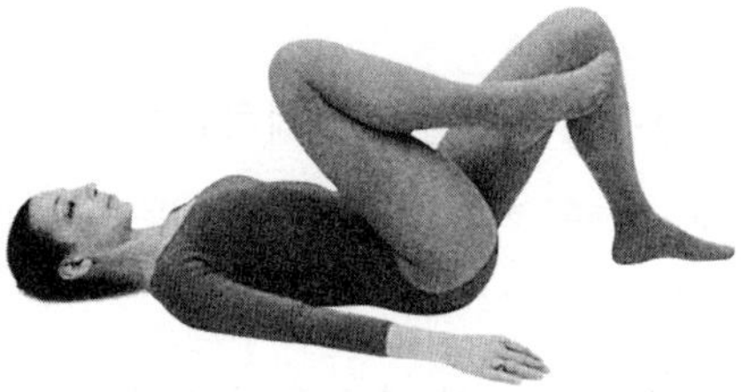

❷

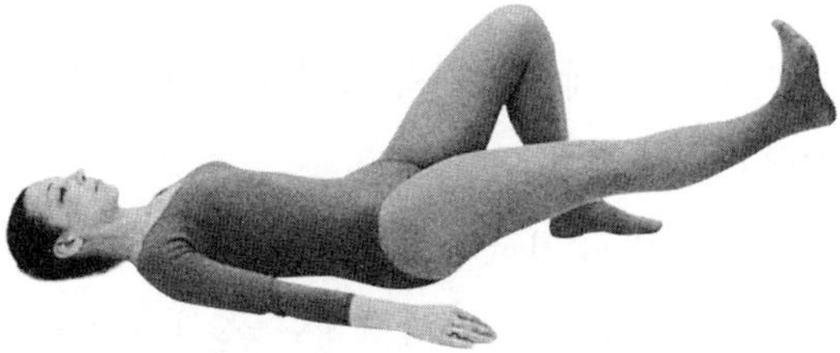

❸

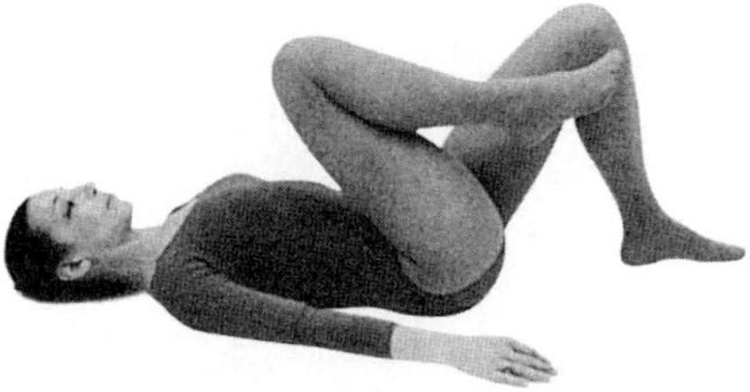

❹

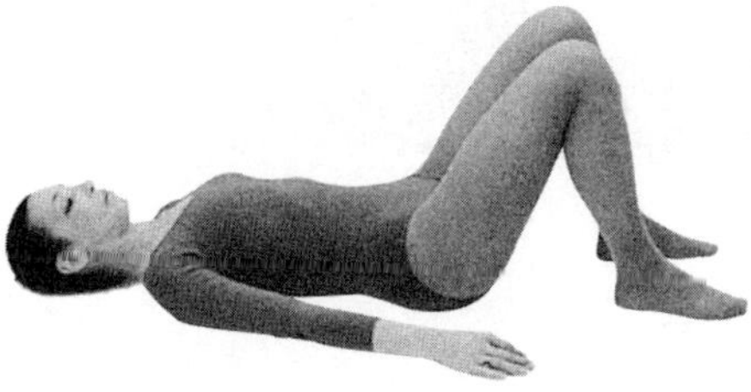

❺

13. 자전거 타기 응용

목적 : 햄스트링과 엉덩이 근육을 스트레칭한다.

시작 자세 : 등을 대고 누워 가슴 쪽으로 양쪽 무릎을 올린다. 양손으로 왼쪽 무릎만 잡는다.

방법 : 1. 오른쪽 다리를 쭉 펴서 위로 올리고 발은 다리와 직각이 되게 한다(다리 뒤쪽이 신장되는 것을 느낄 수 있다).

2, 무릎을 쭉 편 상태에서 오른쪽 다리를 바닥 위에 내려놓는다. 5초간 유지한다.

3. 오른쪽 다리를 다시 위로 들어 올리고 무릎을 쭉 펴서 잘 유지한다(복부 근육과 허벅지 앞 근육이 일하고 있는 것을 느낄 수 있다).

4. 오른쪽 다리를 시작 자세로 되돌려 놓는다.

5. 왼쪽 다리로 전체 순서를 반복한다.

6. 한쪽씩 번갈아 하는 것을 1회로 하고 5회 반복한다.

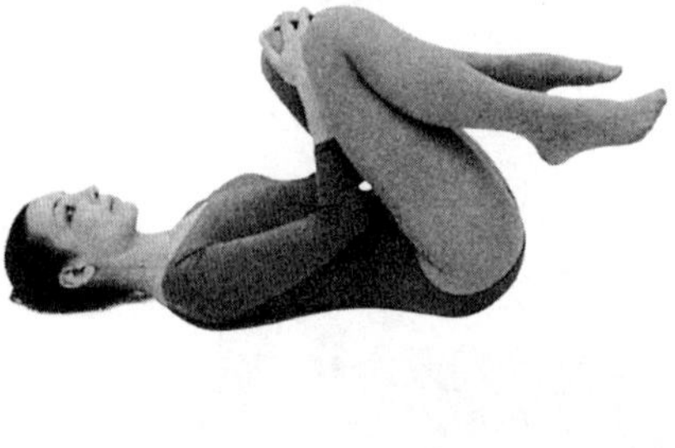

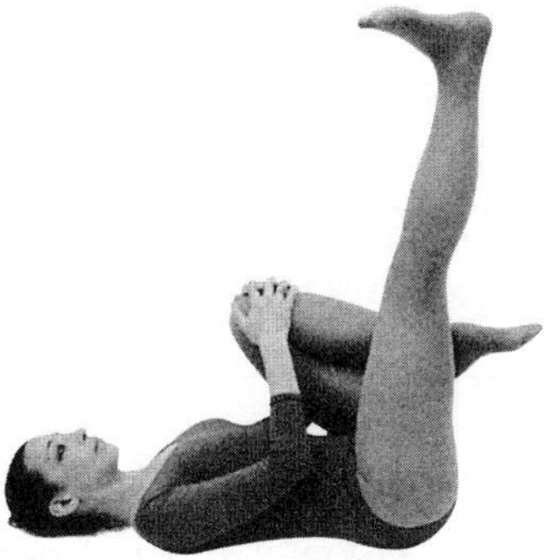

❶

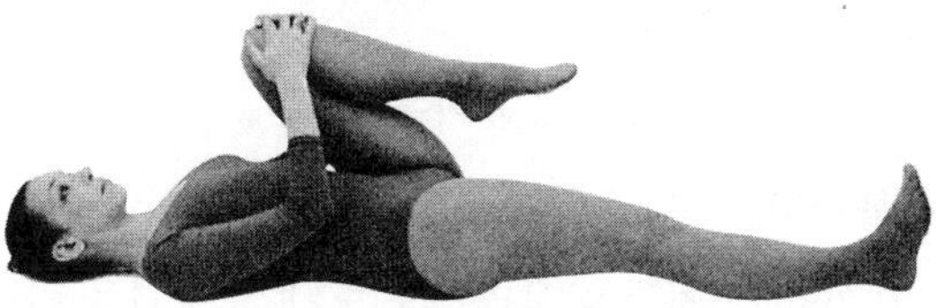

❷

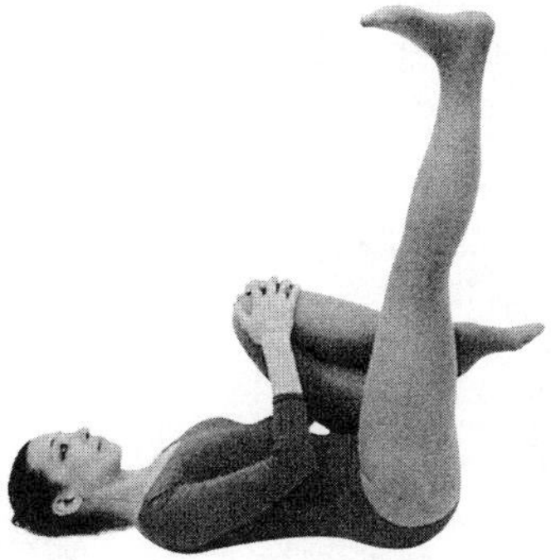

❸

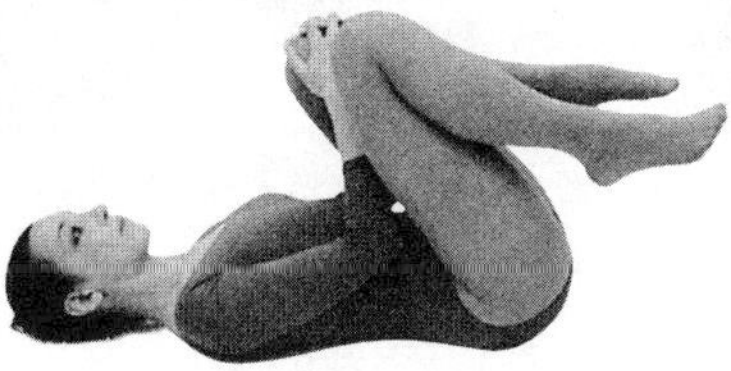

❹

14. 앉아서 하는 복부 근육 운동

목적 : 복부 근육을 강화한다.

시작 자세 : 앉은 자세에서 무릎은 구부리고 발은 바닥 위에 놓는다. 가슴 앞쪽으로 팔짱을 낀다.

방법 : 1. 복부 근육이 일하는 것이 느껴질 때까지 몸통 전체를 가볍게 뒤쪽으로 기울인다. 5초간 자세를 유지하면서 머리와 척추가 길어진다고 생각한다.

2. 앞쪽을 향해 시작 자세로 돌아온다.

3. 5회 반복한다.

※ 뒤로 기울일 때 천장을 올려다보는 대신 정면을 바라보면 목이 힘들지 않을 것이다. 뒤로 기울이고 있는 동안 머리를 자주 돌려 주면 확실히 목이 뻣뻣해지지 않는다.

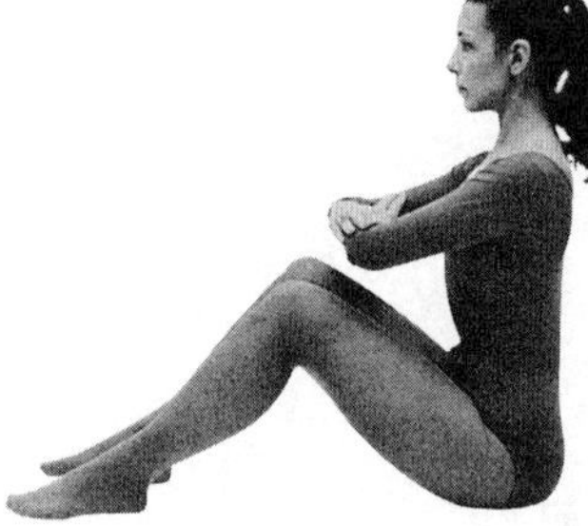

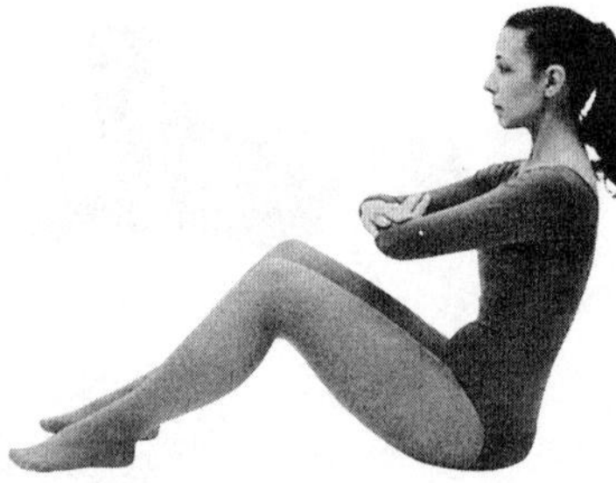

15. 엎드려 팔다리 들기

목적 : 등과 견갑대 근육을 강화한다.

시작 자세 : 복부 밑에 베개 두 개를 받치고 엎드린다. 팔은 머리 위로 올려 바닥 위에 편안한 상태로 두고 이마는 바닥에 댄다.

방법 : 1. 오른팔과 왼쪽 다리를 바닥에서 살짝 들어 올리고 (10~12cm 정도) 유지한다. 머리는 처음부터 끝까지 바닥 위에 편안하게 놓아둔다.

2. 한쪽씩 번갈아 하는 것을 1회로 하고 5회 반복한다.

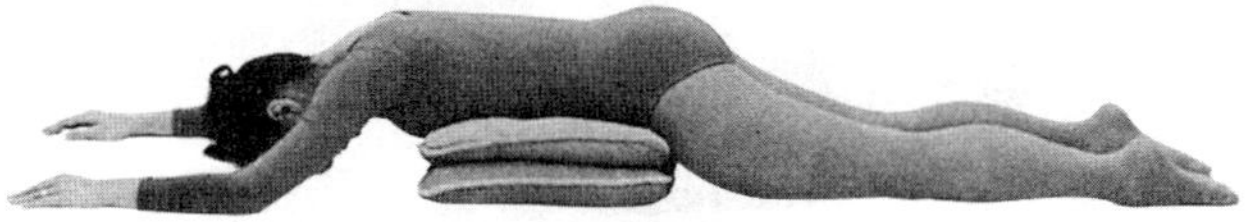

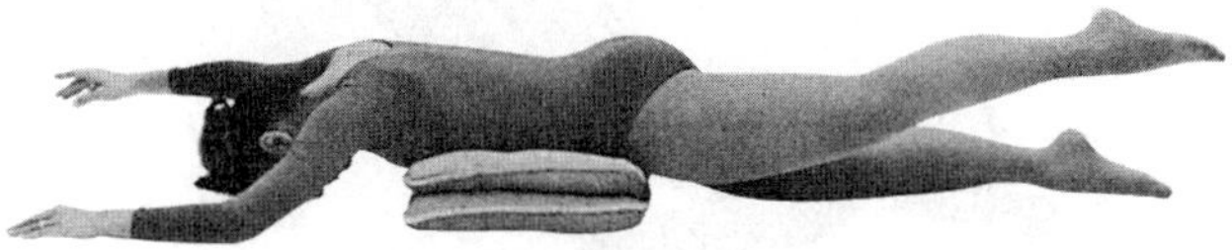

16. 엉덩이 들어 올리기

목적 : 등과 엉덩이 근육을 강화한다.

시작 자세 : 바닥에 등을 대고 누워 무릎을 굽히고 발은 바닥 위에 놓는다.

방법 : 1. 엉덩이를 바닥에서 살짝 들어 올리고 4초간 유지한다.

2. 천천히 내린다.

3. 10회 반복한다.

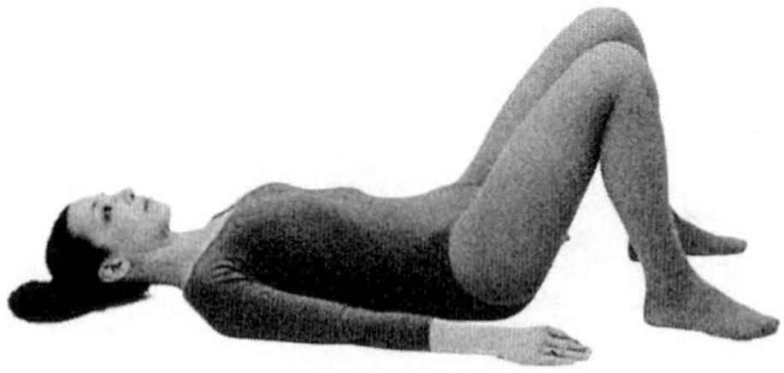

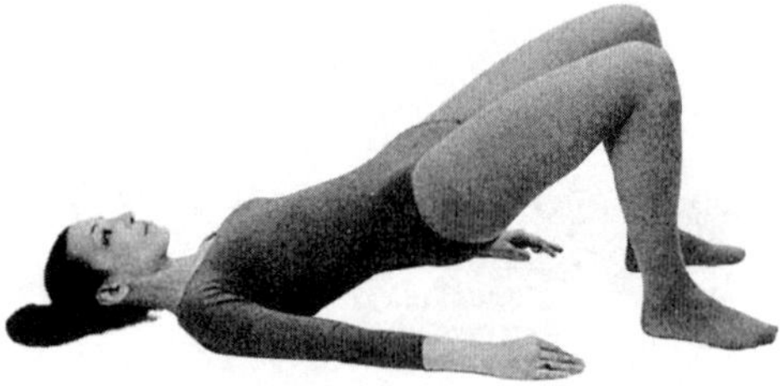

17. 무릎 좌우로 넘기기

목적 : 고관절과 허리를 유연하게 만든다(이 운동은 두 가지 방법이 있다. 첫 번째는 스트레칭을 위한 것이고, 두 번째는 복부 근육을 강화하기 위한 방법이다. 두 가지 모두 이점이 있다.)

● 첫 번째 방법

시작 자세 : 바닥에 등을 대고 누워 무릎을 굽히고 발은 바닥 위에 놓는다.

방법 : 1. 양 무릎을 오른쪽으로 천천히 내린다. 바닥에 편안히 닿을 수 있을 만큼만 내려 준다. 몇 분간 편안하게 이 자세를 유지한다. 이완되면 무릎이 바닥에 더 가깝게 내려가 있는 것을 알 수 있다.

2. 무릎을 시작 자세로 들어 올리고, 다시 반대쪽으로 천천히 내린다.

3. 한쪽씩 번갈아 하는 것을 1회로 하고 5회 반복한다.

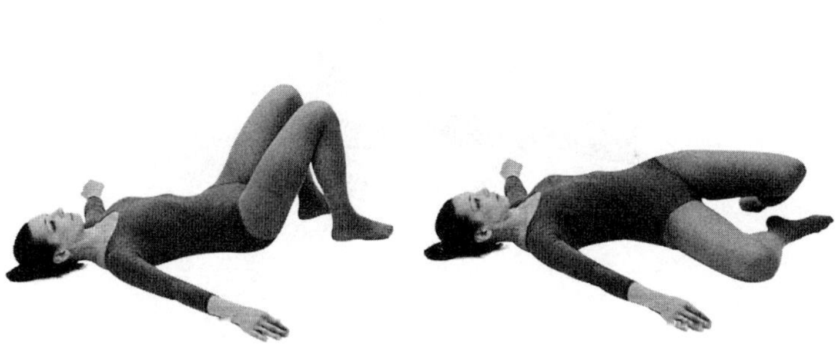

● 두 번째 방법

시작 자세 : 편안한 상태로 바닥에 등을 대고 누워 무릎을 가슴 쪽으로 들어 올린다. 팔은 어깨 높이에서 양옆으로 벌린다.

방법 : 1. 오른쪽으로 양 무릎을 천천히 내리고 그 자세에서 쉰다.

2. 복부 근육을 사용해 무릎을 시작 자세로 올려 주고, 다시 반대쪽으로 천천히 내린다.

3. 한쪽씩 번갈아 하는 것을 1회로 하고 5회 반복한다.

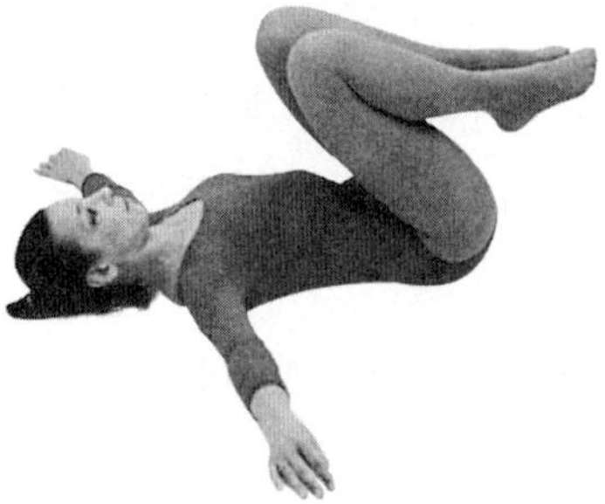

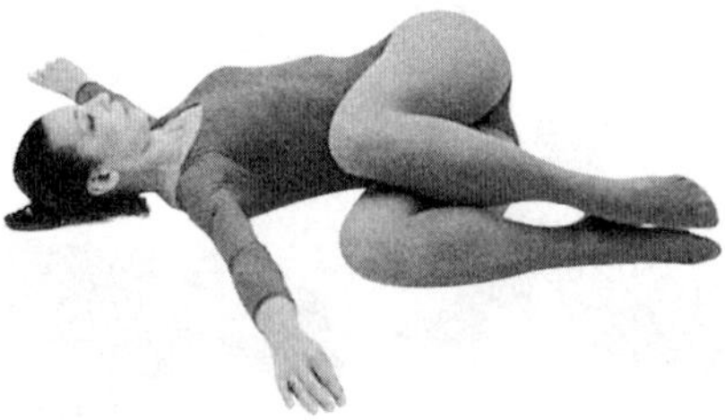

18. 다리 들어 올리기

목적 : 햄스트링을 신장시키고 허벅지 앞 근육을 강화한다.

시작 자세 : 바닥에 등을 대고 눕는다. 오른쪽 다리는 쭉 펴고, 왼쪽 다리는 무릎을 구부려 발은 바닥에 놓는다.

방법 : 1. 등이 바닥과 평행을 유지하도록 복부 근육을 가볍게 조인다. 오른쪽 다리를 가능한 한 공중으로 멀리 들어 올린다. 스트레칭으로 햄스트링의 긴장이 해소된다고 생각한다.

2. 오른쪽 다리를 올렸다 내렸다를 10회 한다.

3. 왼쪽 다리를 같은 방법으로 반복한다. 복부 근육은 처음부터 끝까지 가볍게 조여 지속적으로 일하게 한다.

4. 전체 순서를 3회 반복한다.

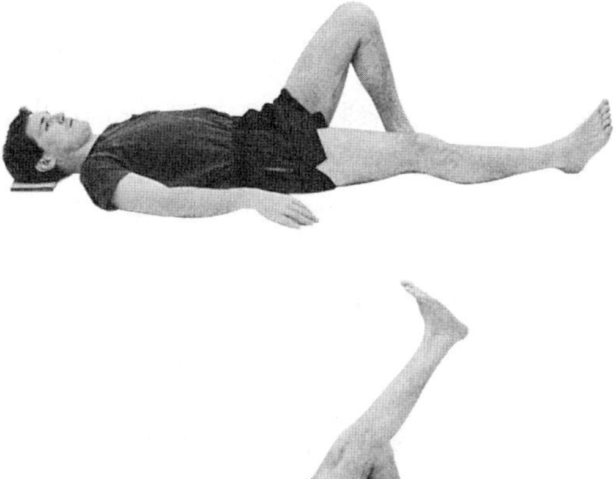

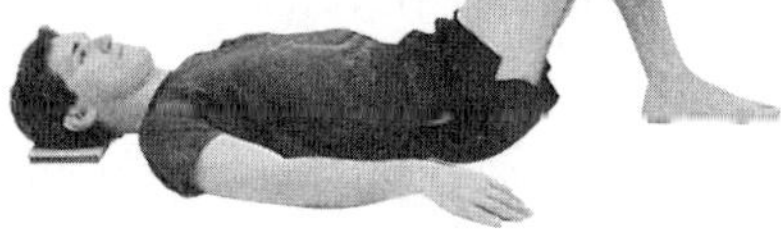

19. 팔로 원 그리기

목적 : 척추와 어깨를 유연하게 만든다. 매일 연습하면 유연성을 키워 운동을 보다 쉽게 할 수 있다.

시작 자세 : 옆으로(오른쪽으로) 눕고 무릎을 가슴 쪽으로 편안하게 구부린다. 팔은 앞으로 쭉 편 채 바닥 위에 놓는다. 사람에 따라 머리 밑에 베개를 받쳐 주면 더 편안하게 할 수 있다.

방법 : 1. 오른팔은 바닥에 두고, 왼팔을 천천히 머리를 향해 원을 그리며 위로 올린다. 머리와 어깨는 팔을 따라가도록 허용한다.

2. 팔을 다시 완전한 원을 만들면서 시작 자세로 온다(분필로 몸 주위에 큰 원을 그린다고 상상해도 좋다).

3. 8회 반복한다.

4. 반대 방향으로 돌아누워 위 순서를 반복한다.

※참고 : 무릎이 바닥에서 살짝 떨어지는 것은 괜찮다. 팔을 돌릴 때 어깨 앞부분부터 시작해 가슴을 가로질러 허리까지 늘어나는 것을 느낄 수 있다.

이 운동은 내가 가장 좋아하는 운동 중의 하나다. 왜냐하면 기분을 좋게 하고 어깨와 가슴 앞을 효과적으로 스트레칭해 주기 때문이다. 척추 통증으로 인한 휴식기 이후 다시 스포츠로 복귀하기 전 2주 동안에 하기 좋은 회전 운동이다.

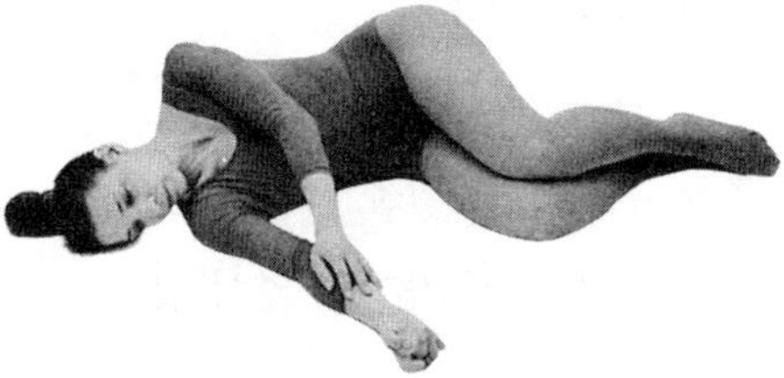

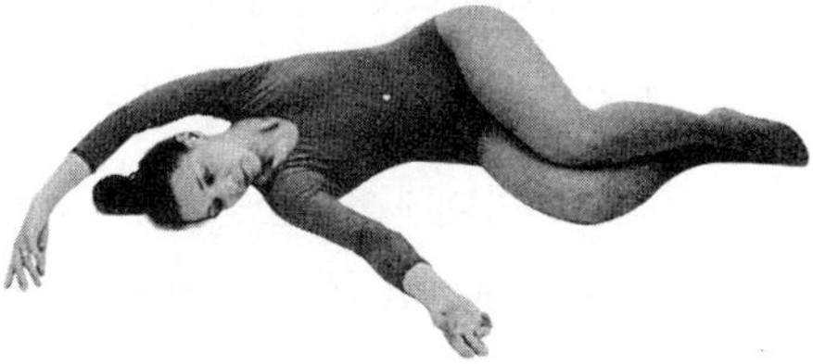

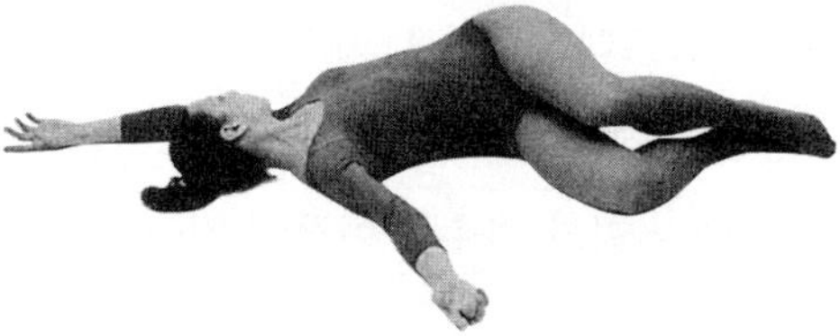

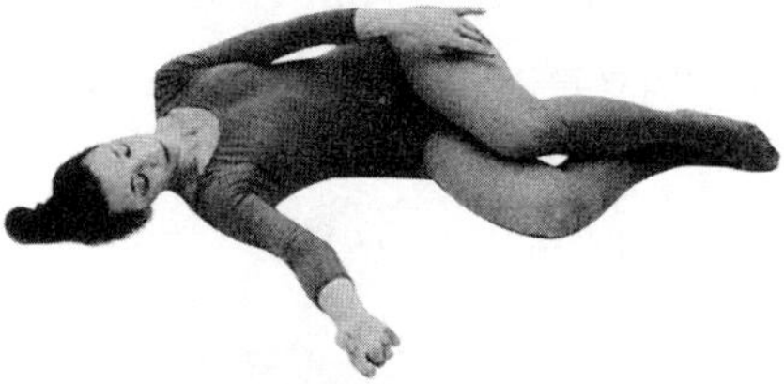

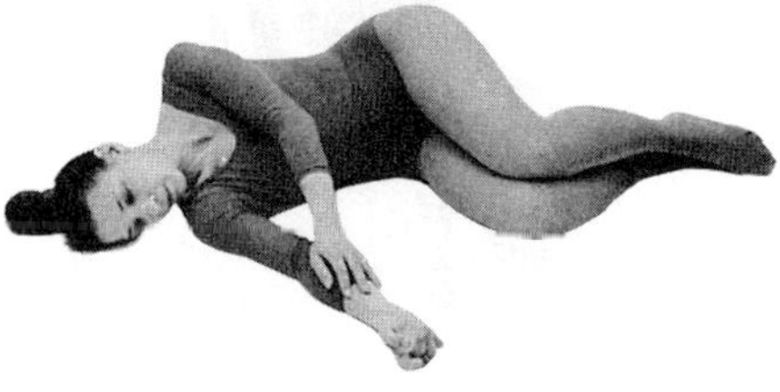

20. 의자에 앉아 등 스트레칭

목적 : 척추 정렬과 어깨 정렬을 향상시킨다.

시작 자세 : 의자 앞쪽 끝에 가까이 앉아 팔은 옆으로 내리고, 척추는 길게 세운다.

방법 : 1. 양팔을 옆으로 벌리면서 머리 위로 들어 올린다.

2. 양쪽 팔꿈치를 구부려 정수리에 양팔을 가볍게 걸친다.(손바닥은 머리 위에 모은다. 손바닥을 머리 위에 얹으면 양 팔뚝에 힘이 빠지고 걸쳐진 듯한 자세가 된다. - 역주) 이 상태에서 머리와 척추를 위를 향해 가볍게 스트레칭한다(정면을 바라보는 것을 유지하고 머리를 뒤로 젖히지 않는다). 등도 함께 위로 스트레칭되는 것을 느낄 수 있다.

3. 양팔을 천장을 향해서 쭉 편 다음, 옆으로 벌리면서 아래로 내린다. 팔을 내릴 때 머리가 척추를 이끌어 길어진다고 생각한다.

4. 4회 반복한다.

※ 오랜 시간 책상에서 일할 때 30분 간격으로 하면 좋다. 어깨와 허리에 쌓이는 피로를 풀어 주고 과로로 지치지 않게 해준다.

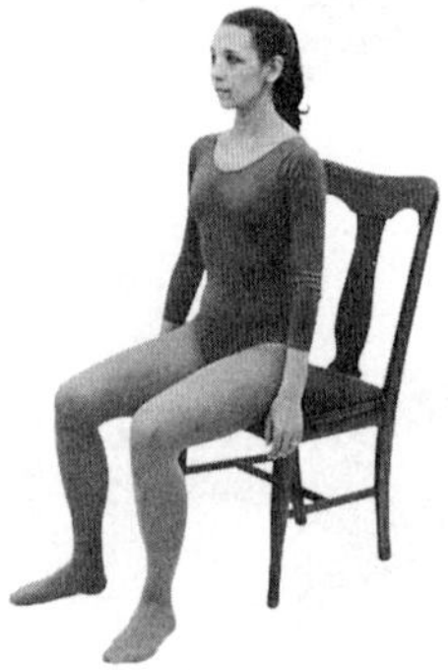

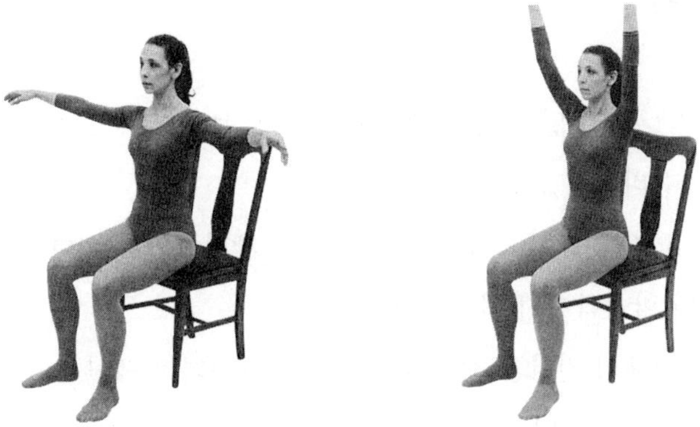

❶

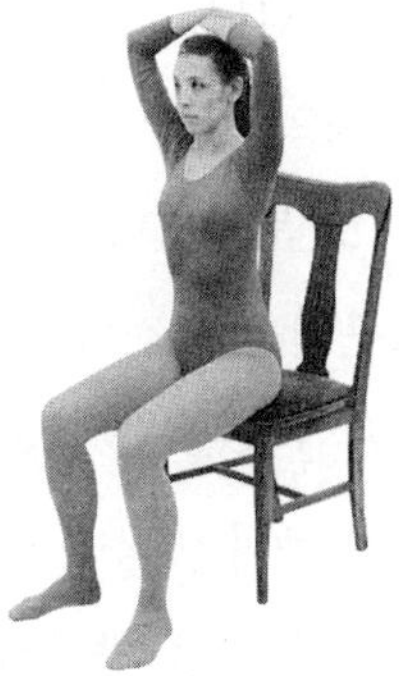

❷

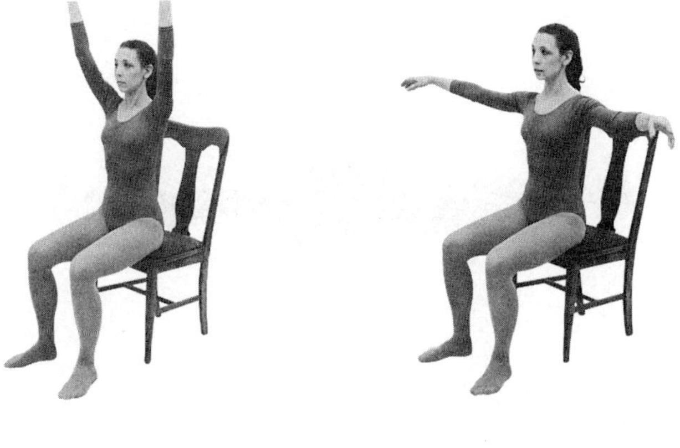

❸

21. 이완

방법 : 1. 머리 밑에 작은 베개를 받치고, 무릎 밑에도 베개를 받쳐 침대나 바닥에 등을 대고 눕는다.

2. 눈을 감고 모든 근육이 이완된다고 생각하면서 이마와 얼굴에서부터 발가락까지 이완시킨다.

3. 몸 전체의 긴장을 해소시키는 동안 아래의 디렉션을 준다.

내 목이 자유롭다

내 머리가 앞과 위로 향한다.

내 척추가 길어지고 넓어진다.

내 다리와 척추가 서로 분리된다.

내 어깨가 중심으로부터 넓어진다.

※ 8장에 소개한 호흡 운동을 추가 해도 좋다.

※ 하루에 20~30분씩 몸과 마음을 이완시켜 준다면, 척추의 치유를 돕고 긴장을 없애는 능력을 향상시킬 수 있다.

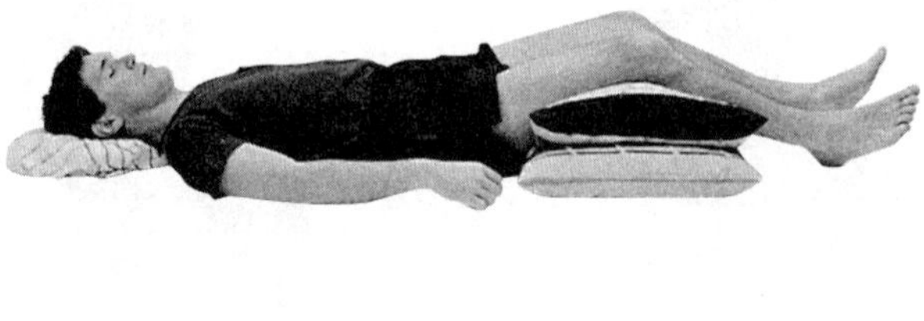

12장

달리기, 수영, 골프 등의 스포츠

"이것이 바로 내가 골프를 칠 때 했어야 하는 척추의 정렬이다."

"이것이 테니스 선생님이 몇 년째 내게 알려 주고 싶어 했던 척추와 어깨의 사용 방법이다."

"이것이 바로 내가 스키를 탈 때 했어야 하는 척추의 정렬과 무릎을 구부리는 정확한 방법이다."

골프, 테니스, 스키를 즐기는 나의 환자들은 몸의 올바른 사용법과 스포츠 자세의 유사점에 대해 자주 언급하곤 한다. 알렉산더 테크닉을 스포츠에 적용해 본 사람들은 자신의 기술이 훨씬 향상되었음을 알았다.

테니스를 치거나 바이올린을 연주하거나 또는 어린 아기를 안을 때 등 어떤 움직임이든 몸의 올바른 사용을 위한 기본 원리는 같다. 근육의 긴장을 해소하여 머리가 척추를 이끌어 길어지게 하는 방법을 스포츠 활동에 적용한다면 인체의 근력, 협응력, 효율성을 모두 향상시킬 수 있다.

어떤 움직임이든 몸의 올바른 사용을 위한 디렉션을 생각하는 것으로 온몸의 근육들이 효율적으로 일할 수 있다.

1. 내 목이 자유롭다.
2. 내 머리가 앞과 위로 향한다.
3. 내 척추가 길어지고 넓어진다.
4. 내 다리와 척추가 서로 분리된다.
5. 내 어깨가 중심으로부터 넓어진다.

만약 당신이 경기에 출전한다면 디렉션은 다른 차원에서 도움이 될 수 있다. 경기에 대한 정신적 긴장을 완화시켜 주고, 몸을 계속 의식할 수 있도록 깨어 있는 효과가 있다.

회복 후 스포츠 활동을 재개할 때

정기적으로 스포츠 경기에 출전한다는 것은 척추뿐만 아니라 정신 건강에도 매우 유익하다. 그러나 좋아하는 스포츠를 하다가 척추를 다쳤을 경우, 의사나 물리치료사들이 알려 주는 척추를 보호하고 건강을 회복시키는 방법을 단계별로 실천해야 할 것이다. 다음은 그와 관련된 몇 가지 제안들이다.

1. 처음에는 운동 시간을 짧게 갖는다. 이후 지구력을 키우면서

운동 시간을 점차 늘려 간다.

2. 운동 전에 준비운동과 부드럽게 스트레칭을 한 후에 좀 더 강한 스트레칭과 정리운동을 한다. 준비운동이 잘 되어 있을 때 스트레칭을 더 잘할 수 있다. 스트레칭은 천천히 밀어주듯이 하고 튕기듯이 바운스를 주지 않는다.

3. 스포츠로 복귀하기 2주 전부터 회전운동(11장 5번 운동, 185쪽)을 준비운동에 포함시킨다. 대부분의 스포츠(야구, 골프, 테니스 등)가 척추의 회전력을 많이 필요로 하기 때문에, 척추의 유연성을 향상시키는 준비운동을 해줄 필요가 있다.

4. 테니스 코트나 골프 코스에서의 몸의 사용이나, 책상이나 자동차에서의 몸의 사용이 같다는 것을 기억하자. 따라서 일상 속에서 척추가 길어지게 유지하고 보호한다면 스포츠 활동 중에도 당신의 척추는 더 좋게 형성될 것이다.

특정 스포츠가 척추에 미치는 영향

당신은 어떤 스포츠가 척추에 이롭고 또 해로운지 확신할 수 없을 것이다. 다음의 다양한 스포츠 활동을 살펴보면서 무엇을 계속할지 또는 그만둘지 생각해 보길 바란다.

에어로빅

나의 소견으로 에어로빅 운동은 다리와 척추에 무리를 줄 수 있다. 왜냐하면 항상 점프를 하면서 진행되기 때문이다. 당신이 에어로빅 수업에 참가하고 있다면 '위'의 방향성을 생각하면서 하도록 한다. 몸통 주변 근육들이 머리와 척추를 잘 받쳐 줄 수 있을 것이다. 점프할 때 머리가 뒤로 젖혀져 척추를 압박하지 않도록 주의한다. 최근 들어 유행하는 부담을 주지 않는 에어로빅 수업은 점프를 낮게 하거나, 점프 동작이 거의 없는 운동들을 하고 있다.

자전거 타기

자전거 타기는 전신에 매우 좋은 효과를 주는 운동이다. 어떤 자전거를 타든지 척추 길이를 유지하는 것이 가장 중요한 포인트다(만일 당신에게 척추 통증이 있다면 일부 의사들은 수직으로 앉으라고 권한다). 어깨의 긴장이 양옆으로 해소되고(쇄골뼈를 따라 옆으로 해소된다고 생각한다), 무릎이 앞을 향하면서 엉덩이로부터 분리된다고 생각하며 페달을 밟는다.

만일 손잡이가 아래로 둥글게 말린 자전거를 타는 경우 가끔 고개를 숙여 아래를 바라보며 척추가 길어지도록 한다.(정면을 바라보는 자세로 인한 피로도를 줄이고 일시적으로 긴장을 해소시킨다. - 역주)

골프

골프의 어드레스 자세에서 척추가 올바르게 정렬되려면, 몸을 앞으로 기울일 때 허리에서부터가 아닌 고관절에서부터 기울여야 한다. 특히 등이 둥글게 되지 않도록 주의한다. 거울을 통해 자신의 모습을 관찰하면 전신의 정렬 상태를 점검할 수 있다.

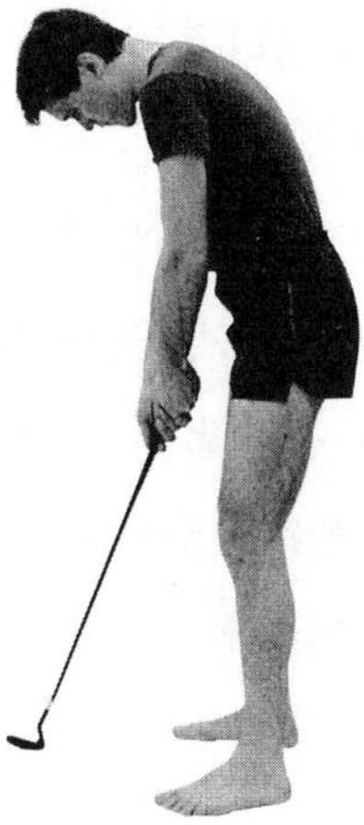

X

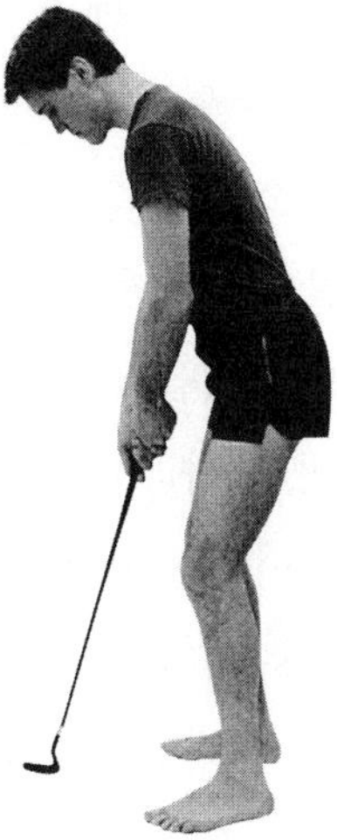

O – 척추의 길이가 유지될 때 양팔의 힘을 잘 쓸 수 있다. 그래야 풀스윙에서 몸을 회전할 때 척추를 보호할 수 있다.

골프는 몸통의 강력한 회전 동작을 요하기 때문에 척추가 길어지도록 유지하고, 고관절의 긴장이 해소되어 있어야 한다. 부드러운 회전력은 척추의 어느 한 부위에서 이루어지는 것이 아니라, 고관절에서부터 척추를 통해 위로 진행되는 방향성에 의해 이루어진다.

달리기

나는 사람들이 어떤 스포츠가 몸에도 좋고 척추에도 좋으냐고 물어올 때 달리기를 포함시키지 않는다. 왜냐하면 달리기는 척추, 다리, 발에 무리를 주기 때문이다. 달릴 때 체중을 흡수하는 모든 관절에 체중의 2배 반 정도의 힘이 가해진다. 나의 몇몇 환자들은 경보(race walk)가 좋은 대안임을 안다. 몸에 무리를 덜 주는 경보 역시 유산소 운동 효과와 체중 조절 효과가 있다.

만일 당신이 규칙적으로 달리기를 함으로써 삶에 활력을 얻고 있다면, 그것을 그만두라는 것은 당신에게 행복감을 빼앗는 것이 될 것이다. 따라서 몸의 올바른 사용으로 운동할 것을 권한다. 척추가 길어지고 넓어지며, 다리와 분리된 듯(고관절에서부터) 자유롭게 앞으로 나아간다고 생각한다(디렉션을 준다). 몸통의 근육들이 척추를 잘 받쳐 줄 때, 다리와 발은 정확한 정렬 상태에서 움직이게 된다.

달리기 전후로 반드시 종아리와 대퇴부 근육을 앞뒤로 스트레칭하는 것을 잊지 않는다.

스키

척추 문제가 있었던 스키 초보자라면 활강 스키(비탈진 언덕 구간에서 속도를 겨루는 스키 종목)는 권하지 않는다. 반면 크로스 컨트리 스키(경기장의 트랙을 출발하여 숲이나 들판, 언덕 등을 달리는 장거리 경주)는 척추에 큰 무리를 주지 않기 때문에 보다 나은 선택이 될 수 있다. 그러나 의사로부터 척추에 전혀 이상이 없다는 진단을 받았고, 이미 스키에 능숙하다면 활강 스키를 하지 말라고 할 이유는 없다.

활강 스키는 다리와 몸통이 서로 반대 방향으로 회전하는 힘이 전신을 통해 이루어진다. 따라서 허리보다 고관절을 최대한 사용할 수 있어야 한다. '내 다리가 척추(골반)으로부터 분리된다'는 생각을 하면서 스키 연습을 하면 좋다.

무릎을 구부리고 있는 동안 척추 길이를 유지하는 몸의 올바른 사용을 적용한다면 훌륭한 스키 훈련 방법이 될 것이다.

수영

수영은 척추에 문제가 있는 사람들에게 매우 효과적인 운동이다. 물은 전신 운동에 필요한 적절한 저항을 제공하는 동시에 중력에 대한 압력을 최소화시킨다. 수영에서 중요한 요령은 팔과 다리를 움직여 앞으로 나가는 동안 물이 자신의 몸통을 떠받쳐 주도록 허용하는 것이다. 여러 가지 스트로크(팔로 물을 끌어당기는 동작) 기술을 시도해 보면서 어떻게 느껴지는지 경험해 보길 바란다. 배영과 횡영은 척추에 무리가 없을 것이다.

물에서 하는 운동은 여러 가지가 있다. 수영 킥보드를 붙잡고 다리를 움직이는 것은 몸과 다리 근육에 좋은 훈련이 된다. 수영 킥보드를 배 밑에 깔고 할 경우 허리의 만곡을 최소화할 수 있다. 물속에 서 있거나 수영장 벽을 붙잡고 걷는 것은 복부와 다리 근육을 단련시키는 좋은 운동이다.

테니스

나의 환자들 중 많은 이들이 테니스를 즐긴다. 그들은 통증의 재발 없이 이 멋진 스포츠를 다시 즐길 수 있게 되었다. 그들의 병력이 오히려 테니스를 아주 새로운 스포츠로 인식시켜 준 셈이다.

테니스를 치는 동안 제일 중요한 것은 척추의 올바른 사용이다.

특히 서브 시에 척추 길이를 유지하도록 주의한다.

고관절의 긴장을 풀고 움직이는 것 역시 정말 중요하다. 단순히 척추를 보호하는 것뿐만 아니라 테니스 코트에서 모든 재량을 발휘하는 데도 큰 영향을 미친다. 고관절의 긴장이 해소되면 방향을 더 쉽게 바꿀 수 있고, 더 빨리 뛸 수 있고, 포핸드나 백핸드를 판단하는 순발력을 높여 준다.

척추의 올바른 사용이 테니스를 치는 모든 동작을 조화롭게 수정해 준다는 것을 알게 될 것이다. 어깨를 움츠리거나 공을 칠 때 지나치게 어깨를 앞으로 내미는 습관은 척추의 큰 근육들이 힘을 발휘하는 것을 방해한다.

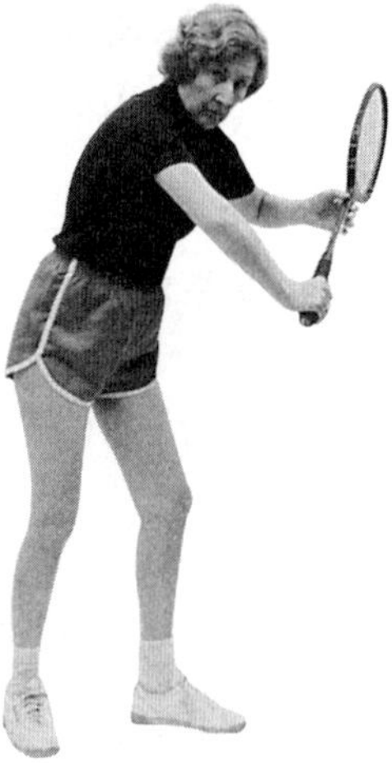

X

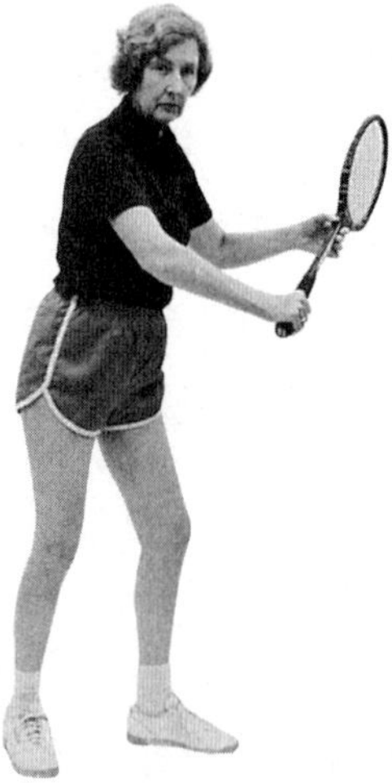

O – 등을 둥글게 하지 않으면
팔에 적절한 힘을 전달할 수 있어
척추의 부상을 막을 수 있다.

걷기

역동적인 스포츠를 좋아하지 않고 의학적으로도 적절하지 않다는 진단을 받았다면, 정기적으로 걸어 주는 것이 제일 좋은 운동이다. 걷기는 몸의 전체 컨디션을 좋게 하며 척추에도 이롭다. 일주일에 적어도 3번 이상 20분 정도 걸어 보자. 자신에게 맞는 적절한 페이스를 유지하며 걷는다. 심혈관 계통을 강화하기 위해 속도를 좀 더 올릴 때 척추의 정렬 상태를 주의 깊게 관찰한다. 또한 머리가 뒤와 아래로 젖혀지거나 가슴을 앞으로 내밀지 않도록 주의한다.

내가 가장 염려하는 것은 당신이 어떤 스포츠를 선택하느냐가 아니라, 어떤 스포츠를 하더라도 몸의 올바른 사용을 하고 있느냐다. 당신이 즐길 수 있는 스포츠를 선택하고 자신의 몸에 의식을 온전히 두고 하기 바란다. 스포츠를 할 때 디렉션을 적용함으로써 자신의 의식을 몸의 올바른 사용에 집중한다면, 척추를 보호할 뿐 아니라 운동 능력과 기술을 훨씬 더 향상시킬 수 있을 것이다.

알렉산더 테크닉은 의학적 관리 및 치료의
대체 수단이 아니라 추가로 하는 방법이다.

13장

척추측만증

당신이 척추측만증을 갖고 있다면 알렉산더 테크닉이
당신의 척추를 강하게 해주고 균형을 잘 유지할 수 있는
방법을 가르쳐 줄 수 있다.

과거에는 의학적으로 불가사의했던 것이 연구를 통해 오늘날에는 치료 가능한 병으로 바뀌어 인류는 잘 살아가고 있다. 그러나 이러한 행복의 순항을 계속 방해하는 증상 중의 하나가 척추측만증이다.

척추측만증(scoliosis, 그리스어로 구부러짐을 뜻함)은 척추가 측면으로(옆으로) 휘어진 상태를 뜻한다. 의사들은 불완전하게 형성된 척추 또는 뇌성마비를 가진 이들에게서 나타나는 근육 경직과 같은 척추측만증의 몇 가지 원인을 확인하였다. 그러나 가장 흔한 형태는 원인 불명이라는 의미를 가진 특발성 척추측만증(idiopathic scoliosis)이다.

특발성 척추측만증에 대해 알려져 있는 몇 가지 사실은 이 증

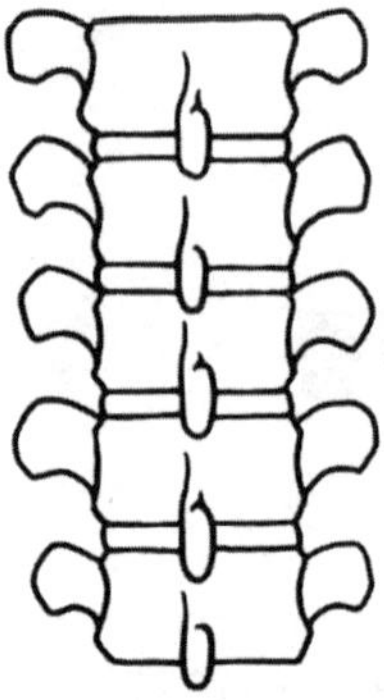

정상적인 모양의 척추뼈

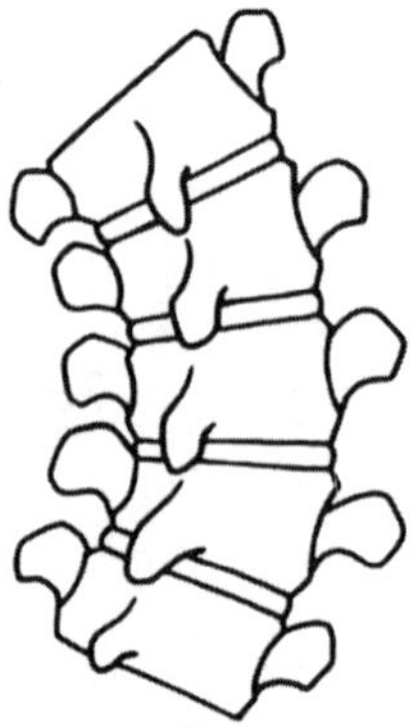

척추측만증 특징을 보이는
쐐기 모양의 척추뼈

상이 종종 가족력을 배경으로 진행된다는 것이며, 치료가 필요한 척추측만증이 있는 아이들 다섯 명 중 네 명이 여자 아이들이라는 것이다. 척추측만증은 보통 청소년기, 즉 급성장기에 가장 빠른 속도로 악화된다. 만곡이 발생한 척주의 척추뼈 부위가 쐐기 모양이 되면서 회전한다.

안타깝게도, 성장기에 척추가 얼마나 옆으로 휘어질지 예측할 수 있는 방법은 없다. 몇몇 청소년들은 매우 천천히 만곡이 진행된다. 만곡의 정도가 경미할 때는 올바른 자세 습관과 몸통 근육을 강하게 해주는 충분한 운동 등 척추에 대한 깊은 관심 외에는 별다른 치료가 필요하지 않다. 반면, 일부는 지속적으로 만곡이 진행되어 변형과 장애로 이어져 보조기를 사용하기에 이른다. 만일 보조기가 만곡의 진행을 멈추지 못할 경우에는 일반적으로 척추를 고정시키는 외과적인 방법이 권장된다.

골격의 성장이 끝나면 만곡은 대체로 그 상태에서 유지된다. 그러나 몇몇의 경우 성장기 이후에도 수년에 걸쳐 천천히 만곡이 진행된다. 매우 드문 경우지만 성인에게 심각한 만곡이 갑작스럽게 나타나기도 한다. 이때는 외과적 고정술이 권장된다. 일반적으로 청소년기의 척추측만증은 통증이 없다. 그러나 성인들의 경우 심각한 만곡은 관절염이나 근육통을 유발한다.

아이들을 관찰하고 적절한 치료가 이루어지기 위해 최근 조기 발견의 중요성이 인식되고 있다. 많은 학교에서 간호사나 전문가가 정기적인 척추측만증 검사를 하고 있다.

부모들은 잘못된 자세 습관이 성장기 아이들에게 척추측만증을 일으키는지 궁금해 한다. 대답은 '아니오'이다. 자세와 특발성 척추측만증 사이에는 직접적인 관계가 없다. 부모들은 바르게 앉거나 바르게 서지 않으면 척추측만증이 생긴다는 선의의 거짓말로 아이들에게 죄책감이나 두려움을 줄 필요가 없다. 그러나 특발성 척추측만증을 가진 사람들은 올바른 자세 습관과 좀 더 효율적인 몸의 사용으로 겉모습을 개선시키고 더욱 편안한 몸이 될 수 있다. 개선된 신체 이미지는 더 긍정적인 자아상을 갖게 해준다.

알렉산더 테크닉의 혜택

만일 당신이 척추측만증을 갖고 있다면 알렉산더 테크닉이 당신의 척추를 강하게 해주고 균형을 잘 유지할 수 있는 방법을 가르쳐 줄 수 있다. 알렉산더 테크닉은 의학적 관리 및 치료의 대체 수단이 아니라 추가로 하는 방법이다. 성장기 아이가 척추측만증 전문의에게 정기검진을 받는 것은 중요하다.

많은 성인 환자들은 내게 와 이렇게 말한다.

"내 엑스레이 사진을 보면 전과 똑같아 보이지만, 내 자세가 더 나빠지고 있고 만곡도 몇 년 전보다 눈에 띄게 더 심해 보인다."

이에 대해 나는 이렇게 대답한다.

"우리 당분간 알렉산더 테크닉을 적용해 봅시다. 알렉산더 테크닉은 균형 잡힌 척추를 방해하는 당신의 자세 습관을 확인하고 수정하는 데 도움을 줄 것입니다."

척추 만곡의 각도가 동일한 상태를 유지하더라도 견갑대, 흉곽, 몸통의 근육과 인대는 유연하기 때문에 겉으로는 좋게 또는 나쁘게 바뀔 수 있다.

척추측만증이 있는 많은 청소년들은 내게 자신의 몸이 마음에 들지 않아 그로 인해 실망감을 느낀다고 말한다. 나는 그들과 함께 거울 앞에 서서 척추를 길어지게 하고 어깨를 중심으로부터 넓어지게 함으로써, 근육의 긴장이 해소되어 훨씬 좋아 보일 수 있다는 것을 확인시켜 주곤 한다. 나는 알렉산더 테크닉이 자아상을 개선하는 데 매우 효과적이라고 확신한다.

척추고정술을 받은 대부분의 사람들은 스스로 자신의 자세를 선택할 수 없다고 생각한다. 하지만 척추 전체가 고정되지 않은 이상 일부의 유연성은 남아 있다. 척추를 길어지게 사용하는 것은 척추 통증을 갖게 되느냐 아니냐를 결정한다. 척추 전체가 고정된 경우라 해도 디렉션은 움직임을 더욱 편안하게 해주고, 불필요한 근육의 긴장으로 인한 통증을 감소시켜 준다.

알렉산더 테크닉으로 호전된 척추측만증 환자들의 사례

다음의 사례는 내가 척추측만증 환자들에게 직접 알렉산더 테크닉을 적용했던 경험들 중 일부의 이야기다. 먼저 그들의 상태를 언급하고, 내가 그들에게 한 것처럼 당신의 척추가 편안해지고 외모가 개선되도록 스스로 할 수 있는 방법들을 소개하고자 한다.

앤 – 몸이 변해 옷이 맞지 않게 되다

약 10년 전 한 정형외과 의사가 당시 41세였던 앤을 알렉산더 테크닉 레슨을 받게 하려고 내게 보냈다. 앤은 60도 이상의 만곡이 있는 'S자 모양'의 심각한 척추측만증 환자였다. 한쪽 팔과 손에 간헐적인 감각상실과 허리와 등의 통증, 그리고 허리에서 두 다리로 이어지는 통증으로 고통에 시달리고 있었다. 그녀는 쉽게 피곤해했고 호흡곤란으로 괴로워했다. 청소년기에 2년 동안 보조기를 착용했었고 그 외 다른 치료는 하지 않았다고 했다.

앤은 일주일에 1번씩 1년간 레슨을 받았다. 그녀의 통증은 사라졌고 몸통도 좀 더 대칭적으로 보이기 시작하였다. 상부 만곡에서 4도가 개선되었고, 왼쪽 측면을 압박하고 있던 갈비뼈 사이의 공간도 넓어졌다. 이러한 변화로 피로감 없이 하루를 보낼 수 있었고 숨이 가빠지는 현상 없이 계단을 오를 수 있었다. 이것이 가능하게 된 것은 앤의 호흡이 개선되었기 때문이다.

앤은 변화된 신체 덕분에 흥미로운 경험을 하였다. 그녀는 자신의 어깨와 척추가 비대칭인 것을 감추기 위해 대부분의 옷을 주문 제작했었다. 알렉산더 테크닉 레슨을 받기 직전 재봉사에게 가을 의상 몇 벌을 맞췄다. 3개월 후 완성된 옷을 받았을 때 옷은 맞지 않았다. 재봉사는 매우 속상해했고 그녀의 몸을 측정할 때 실수가 있었다고 믿었다.

그러나 앤은 무슨 일이 일어났는지를 알았다. 알렉산더 테크닉으로 그녀의 몸이 너무 변해서 레슨 전에 측정한 수치로는 맞지 않았던 것이다. 그녀는 몸이 계속 바뀔 것 같아 새 옷을 나중에 주문하기로 했다. 1년이 지난 후 재봉사는 다시 그녀의 몸을 측정하였다. 앤과 나는 두 측정 수치를 비교해 보았다(아래 차트 참조), 어깨에서 허리까지의 길이는 앞뒤 모두 2인치가 늘었고, 어깨 너비는 1인치가 늘었다. 앤의 어깨는 이제 수평을 이루었다. 그리고 허리는 2인치 감소하였으며 체중은 변하지 않았다.

앤의 측정 수치

신체 부위	알렉산더 테크닉 레슨 전	알렉산더 테크닉 레슨 후
어깨에서 허리	앞 14 1/2 " 뒤 13 1/2 "	앞 16 1/2 " 뒤 15 1/2 "
어깨 너비	15 1/2 "	16 1/2 "
가슴	37 1/2 "	38 "
허리	33 "	31 "
엉덩이	40 "	39 1/2 "

허리에서 바닥	41 1/2 "	43 "
서혜부에서 바닥	31 "	32 3/4 "
오른팔 길이	37 1/2 "	37 1/2 "
왼팔 길이	37 "	37 1/2 "

루스 – 7년 후 테니스를 2년 후 골프를 시작하다

루스의 정형외과 의사가 알렉산더 테크닉 레슨을 받게 하고자 나에게 보냈을 때 그녀의 나이는 48세였다. 그녀는 중등도의 S자 모양의 척추측만증이었고 약 40도에 가까운 만곡이 있었다.

척추에 급성 경직이 있어 처음 두 번의 레슨은 그녀의 집을 방문했다. 그녀는 나에게 경직의 발생 빈도가 늘면서 몸을 움직일 수 없는 상황에 대해 말해 주었다.

그 뒤로 10년 동안에 걸쳐 루스는 내게 틈틈이 레슨을 받았다. 그 결과는 놀라웠다. 보통 척추에 이상이 생기기 시작하는 연령대인 데다 척추측만증까지 있고 통증이 점점 더 자주 일어났는데도 루스의 척추 통증이 사라졌다! 게다가 외모도 크게 개선되었다. 그녀는 55세에 테니스 수업을 받기 시작하였고, 57세에는 골프를 시작하였다. 루스는 더 이상 척추 통증이 재발하지 않았고 다양한 스포츠를 즐길 수 있었다.

주디 – 레슨 4개월 후 몸의 균형을 되찾다

14세인 주디가 처음 부모와 함께 방문했을 때 그녀는 내가 자세에 대해 무엇인가를 하는 사람으로 알았다. 때문에 알렉산더 테크닉 레슨 전의 사진을 찍고자 했을 때 그녀는 자신이 취할 수 있는 최상의 자세를 취했다. 잠시 후 그녀의 어머니와 면담을 하는 동안 주디는 사진을 찍을 때와는 상당히 다른 자세를 취하고 있었다. 내가 그 자세에 대해 이야기를 꺼내자 그녀는 자신이 즐겨 서 있는 자세라고 했다. 나는 그녀가 좋아하는 자세로 다시 사진을 찍어 보았다.

하부 척추에서 왼쪽으로 만곡이 있는 주디의 척추측만증은 그녀가 '즐겨' 서 있는 자세에서 눈에 띄게 나타났다. 왼쪽 무릎을 구부리는 자세가 왼쪽 골반을 오른쪽 골반보다 아래로 내려가게 하여 척추의 왼쪽 만곡을 만들어 냈다. 또한 주디 특유의 앉은 자세 역시 척추의 왼쪽 만곡의 범위를 증가시킨다는 것도 발견했다.

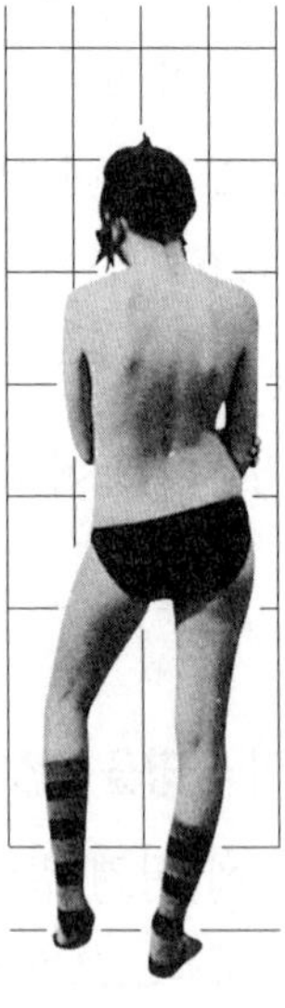

주디가 즐겨 서 있는 자세는 그녀의 만곡을 두드러지게 했다.

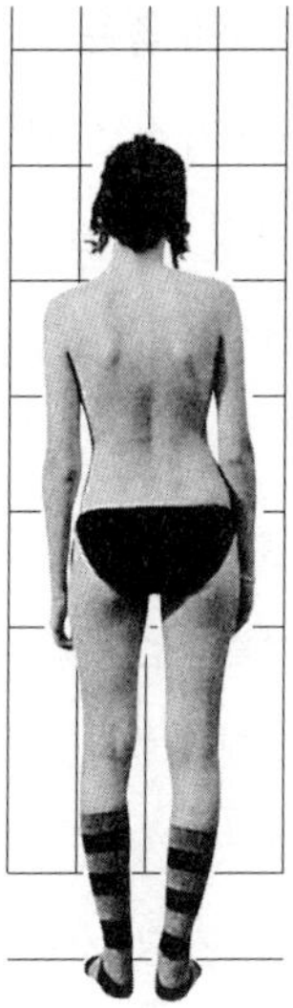

알렉산더 테크닉 레슨을 받기 전

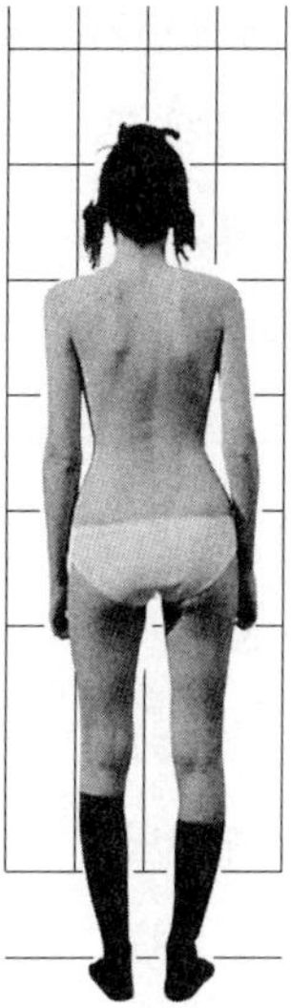

알렉산더 테크닉 레슨 4개월 후.
어깨가 좀 더 수평을 이루고 있으며, 머리는
더욱 중심에 있고, 척추는 더 길어졌다.

나는 주디에게 척추측만증을 '유발하는' 그러한 자세 습관을 자제하면 걸모습과 척추가 좋아질 수 있다고 설명하였다. 첫 방문 때 찍은 사진과 4개월 후의 사진을 비교하였다. 주디의 머리가 더 중심에 있게 되었고, 척추는 더 길어졌고, 어깨는 수평을 이루었다. 다른 중요한 변화는, 그녀의 등이 덜 굽었으며 몸이 전체적으로 균형을 이루었다. 그녀의 두 팔도 비교해 보면, 초기 사진에는 오른팔이 왼팔보다 몸통에 더 가까이 붙어 있었는데, 후기 사진에는 양팔이 더욱 내칭을 이뤘다.

실라 – 청소년기는 알렉산더 테크닉을 배우기에 좋은 시기

실라의 아래 두 사진은 잘못된 자세 습관을 가진 사람들이 알렉산더 테크닉을 배운 후에 개선되는 모습을 가장 잘 보여 주는 사례다. 왼쪽 사진은 실라가 처음 방문하였을 때 찍은 사진이고, 오른쪽 사진은 6개월 후에 찍은 사진이다.

주디와 실라 둘다 모두 중등도의 만곡이 있었으며, 3개월마다 정형외과 의사에게 검진을 받고 있었다. '관찰' 단계(만곡이 안정화되는지 또는 보조기가 필요한 상태로 진행하는지를 보기 위한)는 청소년들이 알렉산더 테크닉을 배우는 데 있어 가장 좋은 시기다. 거울을 통해서 스스로를 변화시킬 수 있음을 확인하며, 스스로 자세를 선택할 수 있다는 것을 배울 수 있기 때문이다.

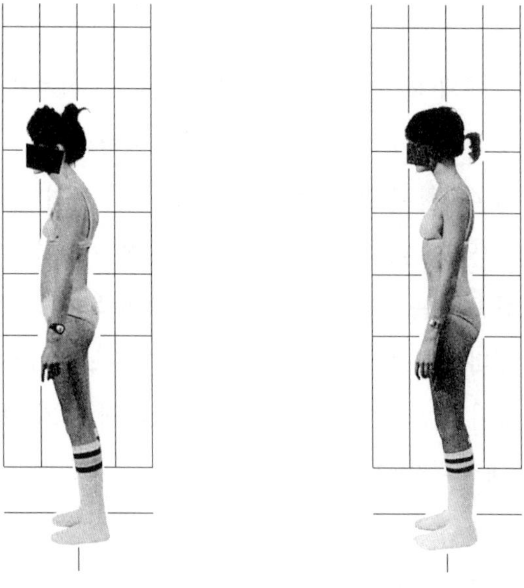

스스로 할 수 있는 방법

당신에게 척추측만증이 있다면 척추를 가능한 한 길게 유지해 주는 몸의 사용이 매우 중요하다. 잘못된 자세 습관으로 척추 만곡이 유발되지 않도록 한다. 아래 두 사진을 비교해 보자. 오른쪽 사진에서 어깨는 더욱 수평을 이루고 있고, 양팔은 더욱 대칭적이 되었다(몸의 균형이 잡혀 가고 있다는 징후).

자신의 변화하는 모습을 더욱 잘 인식하기 위해 거울을 사용한다. 습관은 무의식적이어서 대부분의 사람들이 자신의 자세 습관을 인식하기 어렵다. 거울을 통해 척추의 만곡 또는 편측 만곡의

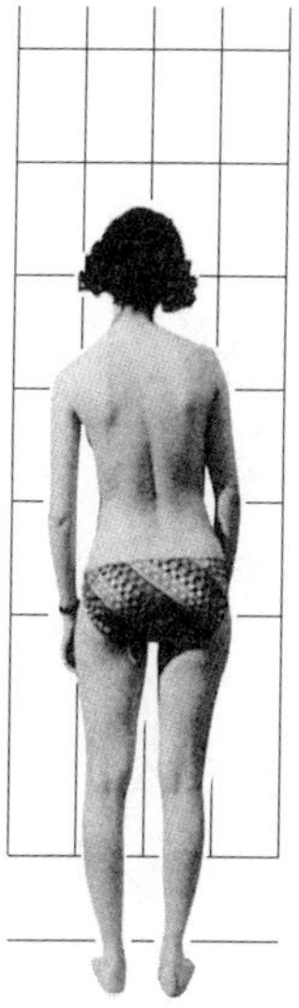

편측 만곡을 '유발하는' 자세

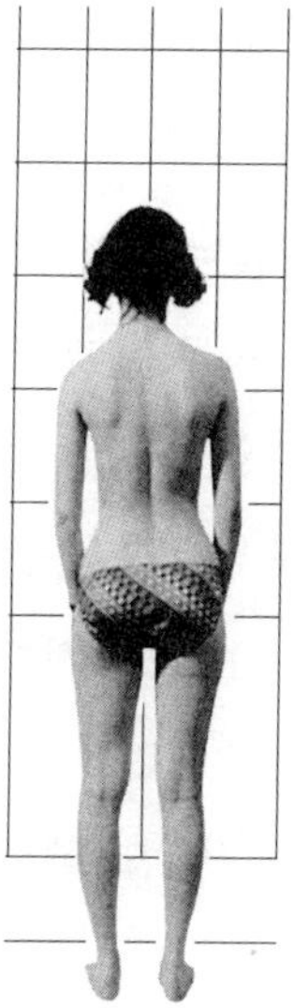

머리와 척추가 위로 길어져 있다.
척추는 더 바르게 정렬되었고
어깨는 더 수평이 되었다.

위치와 방향에 대해 명확한 이미지를 가질 수 있으며, 그것이 도움이 된다는 것을 알게 될 것이다.

갈비뼈가 붙어 있는 척추 부위(흉추)에 척추측만증이 있는 사람들은 흉곽이 어떻게 회전하는지를 알아야 한다. 예를 들면, 척추 상부(흉곽)가 오른쪽으로 굽었다면 흉곽의 오른쪽은 뒤로 향하고 왼쪽은 앞으로 향하여 회전하려 할 것이다. 이러한 정보를 의사나 물리치료사에게 물어보는 것을 망설이지 말자. 그것이 척추측만증을 만드는 습관을 인식하게 하고 예방에 도움을 주기 때문이다.

이러한 설명을 잘 따른다면, 여기에는 모두 알렉산더가 발견한 몸의 올바른 사용을 위한 디렉션이 통합되어 있다는 것을 알게 될 것이다. '7장 일상생활 속의 자세'에 나오는 방법들을 통해 더욱 보완하길 바란다.

바르게 앉는 방법

거울을 마주 보고 평소대로 의자에 편하게 앉는다. 당신의 몸통이 옆으로 굽어 있는지 확인한다. 그러한 경향이 있다면 다음의 방법을 통해 바로잡을 수 있다.(디렉션을 보조하는 설명이므로 이해를 한 후 디렉션을 주는 훈련을 한다. - 역주)

1. 목의 긴장이 해소되어 머리가 편안하게 위로 향한다고 생각한다.

2. 머리가 위를 향하면서 몸통 전체가 따라간다고 생각한다.

3. 척추가 더 길어지도록 앉아 있는 방식을 바꾼다. 몸통 양옆

이 똑같이 길어진다고 생각하는 것이 도움이 된다. 등받이에 기대고 싶으면 골반을 똑바로 놓고(한쪽으로 비틀지 말고) 등을 가까이 대고 앉는다.

척추에 긴 편측 만곡이 있거나 꽤 큰 만곡이 있다면, 그리고 평소에 만곡 쪽으로 무너지듯이 앉는다면 만곡 주변 근육들이 더 힘들게 일하고 있음을 느낄 것이다. 이것은 당연히 예상되는 일이지 당신이 어떤 잘못을 한다는 의미가 아니다(당신의 근육들이 열심히 일하는 것이다). 척추가 길어진 상태로 올바르게 앉음으로써 근육은 힘과 지구력을 얻게 되어 앉기가 쉬워질 것이다. 척추를 똑바로 세워 앉는다고 생각하는 것이 아니라, 척추가 길어지고 넓어져서 척추가 편해진다고 생각하면 근육이 과도하게 일하는 것을 막을 수 있다.

어깨의 수평을 유지하는 방법

거울을 보고 평소대로 최대한 이완된 상태로 의자에 앉는다. 거울을 통해 당신의 어깨를 관찰한다. 척추 상부에 만곡이 있어 한쪽 어깨가 더 높다면 무심코 더 높이지 않도록 주의한다. 가령, 오른쪽 어깨가 왼쪽보다 높다고 왼쪽으로 상체를 기울이지 않는다. 그러면 오른쪽 어깨가 더 높아질 것이다.

어쩌면 당신은 몸통을 오른쪽으로 기울여 더 높은 오른쪽 어깨를 바로잡으려 했을지도 모른다. 이것은 척추를 길어지게 하는 것이 아니므로 좋은 해결책이 될 수 없다. 대신 머리가 척추를 이끌어 길어지고 어깨가 중심으로부터 넓어져 긴장이 해소된다고 생각하면서 자세를 조정한다.

다음의 운동은 어깨의 수평을 위해 앉아서 또는 서서 언제든 할 수 있는 좋은 운동이다(11장 20번 운동 참조). 이 운동을 할 때 거울을 보면서 하면 양 어깨가 더욱 대칭이 되어가는 것을 볼 수 있다.

1. 양팔을 옆으로 벌려 머리 위로 들어 올린다. 양쪽 팔꿈치를 구부려 양 팔뚝을 정수리에 가볍게 걸친다.(손바닥은 머리 위에 모은다. - 역주)

2. 머리가 뒤로 젖혀지지 않도록 확인하면서 머리가 척추를 이끌어 길어질 수 있게 부드럽게 스트레칭한다.

3. 다시 양팔을 옆으로 천천히 벌리면서 아래로 내린다. 내릴 때 머리가 위로 향하고 척추가 길어지는 것을 유지한다.

머리 중심 유지하기

머리-목 정렬을 확인하기 위하여 거울을 이용한다. 처음에는 '잘못됐다'고 느껴져도, 스스로 수정해 갈수록 머리가 점점 중심으로 '올바른' 위치에 있음을 느낄 수 있을 것이다.

성인이나 청소년이나 유합수술(척추뼈 두 레벨을 묶는 수술, 척추융합술 또는 척추고정술 등으로 불린다)로 만곡의 심각성을 줄였어도, 이후에도 습관적으로 머리를 한쪽으로 기울이는 경향이 있다는 걸 알게 된다. 만일 당신이 척추고정술을 받았다면 이런 경향이 있는지 거울로 확인해야 한다.

핸드백 또는 서류가방 들고 다니기

거울을 마주 보고 길을 걷는다고 생각하면서 서류가방을 든다. 한쪽 어깨가 더 올라가 있거나 기울어져 있는가?

척추가 길어지고 어깨가 양옆으로 넓어진다고 생각한다. 척추가 더 중심으로 자리를 잡아가며 길어질 것이다. 만일 몸을 가로질러 가방 끈을 매고 싶다면 머리, 목, 몸통을 바르게 정렬하는 것이 더 쉬울 것이다.

효율적으로 호흡하기

등에 두드러진 만곡이 있다면 한쪽 갈비뼈가 다른 쪽보다 더 압박을 받을 것이다. 다음의 운동을 매일 몇 분씩 하기 바란다. 흉곽이 유연해지고 대칭이 되는 데 도움을 준다. 그리고 더 효율적으로 호흡할 수 있게 해준다.

1. 거울을 마주 보고 허리 바로 위의 흉곽 측면에 양손을 댄다(엄지손가락은 허리에 대고 나머지 손가락은 앞으로 향한다).

2. 천천히 그리고 여유롭게 호흡한다. 더 많은 공기를 들이마시려고 하지 않는다. 하부 흉곽이 팽창하고 수축하는 움직임을 양손으로 느껴 본다.

3. 호흡하면서 지속적으로 머리가 척추를 이끌어 길어진다고 생각한다. 양옆으로 반복적으로 자유롭게 움직이는 하부 늑골들의 이미지를 유지한다.

흉곽의 회전을 방지하는 방법

거울을 마주 보고 의자에 앉는다. 일어날 때 몸통이 회전하는 패턴에 '영향을 주는지' 관찰한다. 당신이 선호하는 방식으로 앉을 때에도 몸에 회전하는 패턴이 배어 있는지 관찰한다.(습관 관찰하기 - 역주)

일부러 반대 방향으로 회전시켜 만곡 쪽으로 회전하려는 경향을 바로잡을 수는 없다. 척추를 더 압박하고 과잉 교정이 될 수 있다. 머리가 척추를 이끌어 길어지고 넓어진다고 생각한다. 그러면 흉곽이 회전하려는 것을 방지할 수 있다.

척추고정술을 받았을 경우

만일 척추고정술을 받았더라도 고정되지 않은 척추의 일부분이 있다면 여전히 앉고 서는 자세를 선택할 수 있다. 앉았다가 다시 일어나는 동안 척추를 어떻게 길어지게 하고 어떻게 무너뜨리는지 관찰할 수 있다. 길어진 척추를 하루 종일 유지할 수 있도록 몸통 근육을 잘 사용한다면 척추의 모든 구조물들이 보다 더 좋아질 것이다.

특히 청소년들을 위하여

청소년들은 부모님께 자신의 머리, 목, 몸통의 사용을 언제든 확인할 수 있도록 방에 긴 거울을 놔달라고 부탁한다.

전화 통화를 할 때

전화 통화를 장시간 할 경우 바닥이나 침대에 등을 대고 누워서 하면 더 편하게 할 수 있다. 스스로를 편안하게 만들고 척추가 가능한 한 길게 되어 있는지 확인한다. 또 다른 방법은 등을 적절하게 받친 상태에서(좋은 의자, 베개, 또는 벽으로) 척추를 길어지게 하고 앉는 것이다.

교과서를 들고 다닐 때

거울 앞에 서서 평소 가지고 다니는 책을 들어 본다. 머리와 어깨의 정렬을 확인한다. 몸이 한쪽으로 기울어져 한쪽 어깨가 더 높이 있는가? 머리가 몸의 중심에 있고 어깨가 수평이 되는 다양한 방법들을 실험한다. 배낭을 메는 것은 좋은 생각이다. 그러나 만일 한쪽 어깨로 메는 가방이라면, 척추가 길어진 상태를 유지하면서 한쪽으로 기울어지는 것을 최소화한다.

악기를 연주할 때

악기를 연주할 때 척추를 어떻게 사용하는지를 인식한다. 척추가 길어지고 어깨가 양옆으로 넓어진다고 생각할 때, 덜 긴장하며 더 능숙하게 연주할 수 있을 것이다.

공부할 때

공부할 때 어떤 자세를 취하는지 인식한다. 의자에 앉아서 공부할 때 허리를 숙이는 것은 척추에 매우 좋지 않다. 그렇기 때문에

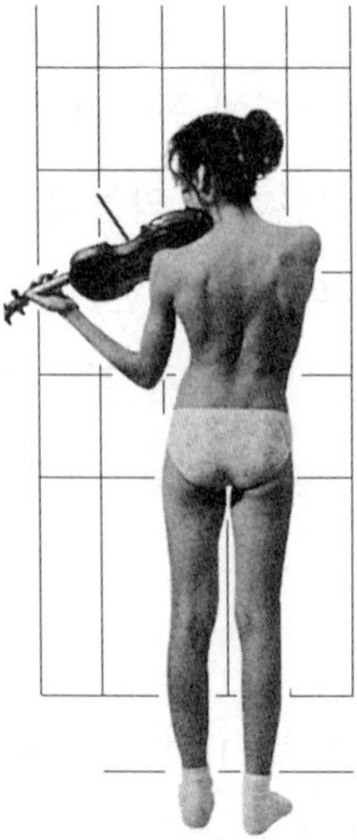

X – 머리, 목, 척추의 잘못된 사용은
편측 만곡을 두드러지게 하고
연주 능력에 지장을 줄 수 있다.

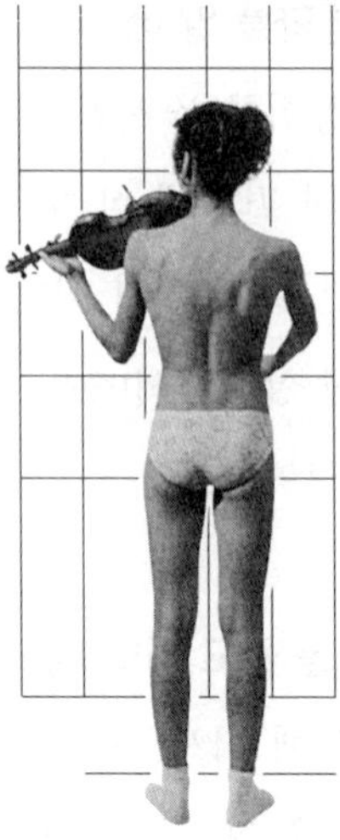

O – 머리를 위로 향하고 척추가
길어지고 넓어지면, 척추를 잘 받쳐 주고
연주 실력을 향상시킬 수 있다.

차라리 누워서 공부하는 것이 더 낫다.

만일 침대 위에 앉아서 공부하는 것을 선호한다면 등 뒤에 베개를 받쳐 척추가 길어진 상태를 유지하도록 돕는다. 책상이나 테이블에서 공부할 때 바르게 앉게 해줄 올바른 의자가 있으면 좋다. 책상 높이를 약간 올려 척추를 더 길어지게 해서 앉을 수도 있다. 구부리고 앉는 것보다 공부의 능률을 더욱 높여 준다.

많은 청소년들(성인들도)은 책상 앞에 구부리고 앉는 것이 너무나 익숙해 다르게 앉아서는 글씨를 쓰는 것도 어려워한다. 그러나 이러한 습관을 스스로 멈출 수 있어야 한다. 척추를 길게 한 상태로도 글씨를 잘 쓸 수 있다는 것을 알게 될 것이다. 만일 가까이 봐야 제대로 볼 수 있다면 시력검사를 해서 안경을 교정한다. 그러면 바르게 앉는 것을 보다 편안하게 해줄 수 있다.

보조기를 착용했을 때

이미 물리치료사로부터 보조기에 몸을 의지하지 말라는 충고를 들었을지 모른다. 당신의 등 근육과 복부 근육이 척추를 잡아 주고 세워 주는 역할을 한다는 것을 잊지 않도록 하루에 여러 번 척추를 능동적으로 길어지게 한다. 보조기를 착용하는 동안 몸통 근육을 강화시키는 운동은 굉장히 중요하다. 보조기 자체가 근육을 훈련시켜 주지 않는다.

나에게 레슨을 받은 여성은 십대 때부터 보조기를 착용해 왔다. 그녀에게서 보조기를 착용하지 않은 사람들이 갖는 자세 습관이 똑같이 나타났다. 이 얘기는 자세 습관에 관한 한 보조기가 당신을 훈련시키지 못한다는 것을 의미한다. 따라서 보조기를 제거하기 전에 자신의 척추를 받쳐 주는 데 친숙해질 필요가 있다.

보조기를 벗고 있을 때는 매일 몇 분 정도 척추를 받쳐 주고 더 길어지게 하는 방법들을 거울을 통해 관찰한다. 자세를 수정하는 동안 자신의 앞모습과 옆모습을 관찰한다.

모든 신체 활동

당신에게 신체 활동을 하면 안 되는 의학적인 이유가 없다면 흥미를 끌만한 스포츠를 해볼 것을 권한다. 댄스 수업도 매우 유익할 것이다. 신체 활동을 하면 할수록 척추의 형태뿐만 아니라 나머지 부분들도 좋아질 것이다.

14장

공연 예술가들의 딜레마

자신의 존재를 하나로 조직화할 방법을 가지고 있지 않다면,
예술적 자아를 표현할 수단으로써의 몸은 기능적으로
혼돈 상태에 빠질 수밖에 없다.

공연 예술가들은 알렉산더 테크닉의 가치를 인정한 첫 번째 전문가 집단이다. 배우였던 알렉산더가 자신의 기술을 개발한 이후 많은 공연 예술가들이 번복하던 문제를 해결하게 된 것은 사실 놀라운 일이 아니었다. 알렉산더는 자신이 하고자 하는 예술 분야를 반복해서 연습할수록 예술적 잠재력은 무언가에 의해 사라진다는 사실을 알아차렸다.

무엇이 예술가들을 '연습의 딜레마'에 의한 희생양으로 만드는 것일까? 연습에는 반복이 필요하다. 이것은 재능을 향상시키고 기술을 발전시킨다. 그러나 만약 잘못된 습관으로 연습을 강행한다면, 그 반복은 정반대의 결과를 가져올 것이다. 결국 심각한 상태를 초래하게 된다.

한 피아니스트가 심각한 어깨 통증으로 나를 찾아왔다. 그녀는 통증 때문에 4개월 동안 피아노 연습을 못했고 결국 연주회를 취소해야만 했다고 한다. 한 첼리스트는 그녀의 직업 때문에 왼쪽 어깨의 통증이 악화되었다는 정형외과 의사의 진단을 받았다. 어느 바이올리니스트는 어깨와 목의 통증으로 자주 고통스러워했다. 어떤 연기자는 알렉산더가 경험했던 것과 같은 목소리 문제를 심각하게 겪고 있었다. 어떤 무용수는 척추와 무릎의 부상이 잦았다. 이 같은 일들은 예술가들에게서는 흔히 볼 수 있다.

때로는 각 예술 분야의 전문가 선생님들이 잘못된 사용을 조장하는 경우도 있다. 어느 바이올리니스트는 어렸을 때 처음 받은 잘못된 연주법으로 고질적인 목과 어깨 통증을 평생 지니고 살았다. 그가 처음 알렉산더 테크닉 레슨을 받으러 왔을 때 그의 오른쪽 어깨는 왼쪽에 비해 아래로 처져 있었다. 나는 그에게 이 사실을 아느냐고 물었다. 그는 알고 있었고 무겁게 짓눌린 긴장도 자각하고 있다고 대답했다. 어렸을 때, 그의 첫 번째 바이올린 선생님은 그가 연주를 하면서 자주 어깨가 올라가는 것을 고치지 못하자 이렇게 가르쳤다고 한다. 오른쪽 어깨 위에 무거운 바위가 올려져 있다고 상상하라고 말이다. 결국 어깨를 올리는 습관은 없어졌으나, 그는 평생 무거운 바위에 짓눌린 어깨를 가지고 살게 되었다.

바위 이미지가 초래한 가장 큰 문제점은 그로 인해 다른 나쁜 버릇들을 만든다는 것이다. 가르치는 선생님들은 나쁜 습관에 의한 긴장을 어떻게 해소하는지 분명하게 가르쳐야 한다. 잘못된 교육은 긴장과 나쁜 습관에 더욱 빠트리게 한다.

안타깝게도 공연 예술가들은 이러한 몸의 문제들을 어쩔 수 없는 것으로 여긴다. 그러나 알렉산더 테크닉은 이러한 문제들의 원인인 몸의 잘못된 사용을 없애 '연습의 딜레마'에서 빠져나올 해결책을 제시한다. 어린 나이에 시작하는 조기 예술교육 훈련에 알렉산더 테크닉을 적용시킨다면 근골격계 문제들을 크게 줄일 수 있다. 따라서 공연 예술을 가르치는 많은 학교들이 정규 프로그램에 알렉산더 테크닉을 포함시켜야 한다.

던린 퍼먼(Donlin Foreman)은 마사 그레이엄 컴퍼니(Martha Graham company)의 수석 무용수다. 그가 어려서 무용을 배울 때 몸을 사용하는 방법을 잘 훈련했더라면 심각한 척추 손상을 피할 수 있었을 것이다. 어렸을 때 훈련을 하면서 과도하게 허리를 압박하여 좌골신경을 눌렀고, 결국 양쪽 다리 힘이 약해지고 통증에 시달리게 되었다. 그는 이렇게 말했다. "나의 허리에는 신체적인 압력뿐만 아니라 감정적인 긴장까지 얽혀 있었어요." 그는 결국 수술을 받아 신경의 압박을 해소시켰다. 그 후 그는 춤을 출 때 알렉산더 테크닉을 적용하여 의식적으로 '내 척추가 길어지고 넓어진다'고 생각하며 훈련했다. 그는 이렇게 덧붙였다. "외과 의사는 기계적인 도구로 나를 신경의 압박에서 벗어나게 해주었습니다. 그러나 만일 내가 훈련 방법을 바꾸지 않았다면 재발했을 것입니다."

공연 예술가가 어려운 기술을 훈련할 때는 정신적 · 육체적 긴장이 함께 일어난다. 이것은 특히 심신의 효율적인 사용보다 성취를 중요시하는 학습 환경일 때 더욱 그렇다. 따라서 기술적인 움직임들을 배울 때 의식적으로 자각해야 한다. 그래야 이 기술들을 방해하는 자신의 해로운 습관을 감지하여 해소된 상태로 공연에 효과적으로 이용할 수 있다.

새로운 연습 방법

알렉산더 테크닉을 적용해 본 공연 예술가들은 흥미로운 현상을 알게 된다. 그들이 공연의 성공을 위한 목적과 요구에 집중하기보다 몸과 마음의 통합에 집중할 때 예술적인 잠재성이 더 충만해지는 것을 경험한다. 알렉산더는 결과를 위한 목적의식에 집착하기보다 순간순간의 '진행과정(means whereby)'에 몰입할 때 그것이 가능해진다고 설명했다.

연습하면서 매순간 스스로를 방해하는 잘못된 자세 습관과 불필요한 근육의 긴장을 알아차리기를 바란다. 그러한 방해가 좌절을 겪게 한다. 이 방법의 요지가 무엇인지를 명심해야 한다. 연습하는 전 과정에서 자신의 잘못된 습관을 파악하고 자제하는 것이 더 중요하다는 것이다. 따라서 우선순위를 바꿔야 할 필요가 있다. 연습의 결과로 얻는 것보다 그 과정을 더 중요하게 생각하자.

다음은 그렇게 연습하는 방법이다.

1. 최근에 연습하고자 하는 음악의 한 단락, 연기의 일부 파트, 무용의 한 동작 등을 선택한다.

2. 연습을 하려는 충동이 일어나는 순간 '노(No)'라고 생각하고

시작한다. 이 의식적인 선택은 오래된 버릇이 즉각적으로 나오려는 것을 막는다. 그 순간 당신의 몸이 새로운 방식으로 스스로 바뀔 수 있도록 허용하는 것이다.(자제심-잘하고자 하는 마음의 충동을 기억해 내려는 불안감, 실패에 대한 압박 등을 한순간 놓아 버리고 새로움을 경험한다. - 역주)

3. 조용히 디렉션을 준다.

내 목이 자유롭다.

내 머리가 앞과 위로 향한다.

내 척추가 길어지고 넓어진다.

내 다리와 척추가 서로 분리된다.

내 어깨가 중심으로부터 넓어진다.

디렉션을 몇 번 반복한다. 근육의 긴장을 감지할 수 있고 당신의 몸은 점차 평온해질 것이다. 몸이 점차 이완되고 정렬되면서 편안해지는 것을 느낄 수 있을 것이다. 좀 더 활기가 넘치는 것을 자각할 수도 있다. 몸 전체에 정신적 메시지를 전달하는 방법은 에너지를 자유롭게 운행하는 아주 훌륭한 방법이다. 따라서 연습할 때와 공연할 때 이 방법을 적극적으로 활용하는 것이 좋다.

4. 훈련을 시작한다. 연습하는 동안 디렉션을 사용한다. 디렉션은 몸의 올바른 사용 능력을 향상시키는 길잡이다.

5. 몸의 잘못된 사용을 하는 익숙한 습관에 빠져들려는 것이 자각될 때마다 연습(충동)을 멈춘다. 잠시 멈출 때마다 연습을 그렇게 해야 한다는 생각(습관)을 비운다. '노(No)'라고 생각하고 그저 의식을 모아 디렉션을 준다.(멈추기[pause] 훈련-잠시 멈추고 아무것도 하

려 하지 않는다. - 역주).

이 방법에 있어 가장 중요한 것은 자신의 의식을 자연스럽게 머리-목-몸통의 통합(중추조절 - 역주)에 두는 것이다. 점차 당신의 몸을 올바르게 사용하는 시간이 늘어날 것이며 그것이 공연으로 이어질 것이다.

실질적인 도움

알렉산더 테크닉은 몸을 하나로 의식하는 데 도움을 준다. 이것은 공연 예술가들에게는 무척이나 중요한 것이다. 만일 자신의 존재를 하나로 조직화할 방법을 가지고 있지 않다면, 예술적 자아를 표현할 수단으로써의 몸은 기능적으로 혼돈 상태에 빠질 수밖에 없다.

피아니스트라면 자신의 내면에서 들려오는 음악에 맞춰 절묘하고 힘 있게 움직일 수 있는 손가락이 있을 것이다. 그 손가락들은 손목과 팔이 자유로울 때 연주가 가능할 것이고, 이들은 어깨의 균형을 잘 이루고 있을 때 가능하다. 어깨의 균형은 척추가 길어지고 넓어질 때 이룰 수 있다. 이것은 또 머리가 척추 위에 온전히 균형을 이루고 있고 고관절의 긴장이 없을 때 가능해진다. 결국 머리-목-몸통의 통합을 통해 척추 주변 근육(몸의 중심)의 힘을 이용하여 손가락에 제대로 힘을 주었을 때, 자신의 기량을 유감없이 발휘할 수 있게 된다.

부상당한 무용수를 위하여

일상에서 자신의 힘을 조절할 수 있는 사람이라면 춤을 출 때도 쉽게 다치지 않을 것이다. 그러나 타인과 함께 하는 공연에서 무용수들은 불가피하게 잦은 부상을 입곤 하며, 수업 중이나 리허설 무대 위에서도 자주 일어나는 일이다. 관리를 하지 않으면 부상을 입은 채 춤을 춘다는 것은 더 큰 부상을 부른다.

알렉산더 테크닉의 디렉션을 통해 잦은 부상을 예방할 수 있다. 맨 먼저 다친 부위 때문에 갑자기 생긴 긴장과 잘못된 정렬을 수정하는 데 도움을 줄 수 있다. 예를 들자면, 무릎을 구부릴 때 발등 위로 지나가도록 한다든지, 고관절을 이용하여 회전 동작을 한다든지 등 이런 식으로 하면 다친 부위에 의식이 지나치게 집중되는 것과 2차적인 손상을 막을 수 있다.

온몸을 하나로 자각할 수 있는 능력이 곧 부상을 예방할 수 있는 길이다. 머리가 척추를 이끌며 척추가 길어지고 넓어지는 것을 의식하면서 특정 신체 부위를 보호해 나갈 수 있을 때 치유가 진행될 수 있다.

역동적인 감정을 다룰 때

격앙된 감정과 함께 고조되는 몸의 긴장을 동시에 표현하길 원하는 배우는 관객에게 연기자가 느끼는 것을 공감할 수 있게 움직여야 한다. 그러나 이 과정에서 자신이 부상을 입어서는 안 된다. 어떤 공연 예술가는 관객과의 거리를 좁히기 위한 열정만으로 그들의 에너지가 긴장의 형태로 변화되어 몸을 상하게 만든다. 배우의 경우, 목에 과도한 긴장을 유지한 이후 성대결절이 생기기도 한다. 연기자, 음악가, 무용수 등 모두 감정적이고 역동적인 에너지를 '가두지' 않고 자연스럽게 표현하는 법을 배워야 한다.

내가 현대 무용수로 활동하였을 때 사용한 방법을 적용하여 해결할 수 있다. 나는 알렉산더 테크닉의 디렉션을 전체 몸 이미지를 창조하는 데 사용했다. 그리고 이런 이미지를 통해 나의 에너지가 자유로이 흘러 다니는 것을 시각화했다. 디렉션은 근육의 긴장을 해소하고 에너지가 전신으로 퍼져 나가게 하므로 어느 한 부위에 가둬지는 것을 막아 준다.

추가적인 도움

알렉산더 테크닉은 예술가들에게 신체적 문제를 극복하는 그 이상의 도움을 준다. 예술가들이 자신의 몸을 의식적으로 제어할 수 있게 됨으로써 예술적 표현의 도구로써 다재다능한 잠재력을 일깨울 수 있다.

지휘자는 오케스트라 단원들로부터 보다 좋은 결과를 이끌어낸다. 왜냐하면 그들의 몸 안에 있는 에너지를 좀 더 적절하게 사용하는 방법을 알고 있기 때문이다. 연기자들은 원치 않는 무의식적인 몸짓이나 자세들을 줄일 수 있어 맡은 배역의 성격 묘사를 좀 더 정확히 할 수 있게 된다.

나는 어느 예술가로부터 무대 공포증을 극복할 수 있게 되었다는 이야기를 들었다. 무대에 올라가기 전에 디렉션을 주면서 시간을 보낼 경우 몸과 마음은 일치 상태를 이룬다.

연습하면서 그 결과보다 머리-목-몸통을 통합하는 데 몰입하는 것이 얼마나 중요한 것인지는 아무리 강조해도 지나치지 않다. 알렉산더가 직접 쓴 내용을 읽어 봄으로써 그 중요성을 다시 인식하기를 바란다.

> "학생이 열망하고 있는 '결과(end)'를 생각한 후 곧바로 그것을 해보도록 했을 때 그들은 언제나 오랫동안 조건화되어 있던 방식으로 움직인다. 말하자면 지금까지의 잘못된(익숙하게) 학습 과정이 반복된다는 것이다. 그들이 계속해서 연습한다 해도 수정되지 못한 이 습관은 더욱 강화될 뿐이다. 따라서 다른 방법을 써야 한다. 자신에게 익숙한 방식으로 또 하려는 것을 멈추는 것(자제심), 그리고 오랫동안 잠재의식 속에 반복되던 과정 대신에 알렉산더 테크닉 교사가 가르치고자 하는 새로운 의식적인 방식으로 교체하는 것이다. 첫 번째 단계가 무엇보다 중요한 '습관 부수기'이고 다음은 '건설하기'이다. 원하

는 작업을 해내기 위한 의식적이고 이성적인 컨트롤을 의미한다. 이 모든 것의 성공 여부는 결과에 대한 '목적의식(end)'을 버리고 순간 순간의 '진행과정(means whereby)'에 의식을 집중함으로써 성공적인 작업이 이루어진다."

-《인간의 건설적 의식의 통제(Constructive Conscious Control of the Individual)》

15장

임신과 통증

척추가 길어진 상태로 앉아 있는 것은 태아의 체중을 좀 더 효과적으로 다룰 수 있게 해준다.

임신 기간에 척추 통증은 흔히 일어난다. 대부분 출산 후에는 통증이 사라지지만, 일부 여성의 경우는 만성 통증으로 발전한다.

몸은 출산을 위해 호르몬에 변화를 주어 척추와 골반 주변의 인대들이 좀 더 유연해지도록 만든다. 이때 인대들은 더 이상 강력하게 받치는 힘이 없는 상태가 된다. 여기에 태아의 체중이 더해지고 나쁜 자세 습관까지 있으면 그것은 더욱 악화된다. 결국 척추에 문제가 발생할 수밖에 없는 환경이 자리 잡게 된다.

출산하기 2주 전의 재닛의 사진을 보면 임신 기간에 구조적인 스트레스를 줄여 주는 근육들의 효율적인 사용을 알 수 있다. 다음의 두 사진(248쪽) 속에 재닛의 머리, 목, 그리고 몸통의 정렬을 비교해 보자. 왼쪽 사진에서는 머리가 뒤와 아래로 젖혀 있고 태아의 무게는 그녀의 척추 만곡을 더욱 증가시켰다. 오른쪽 사진에서 그

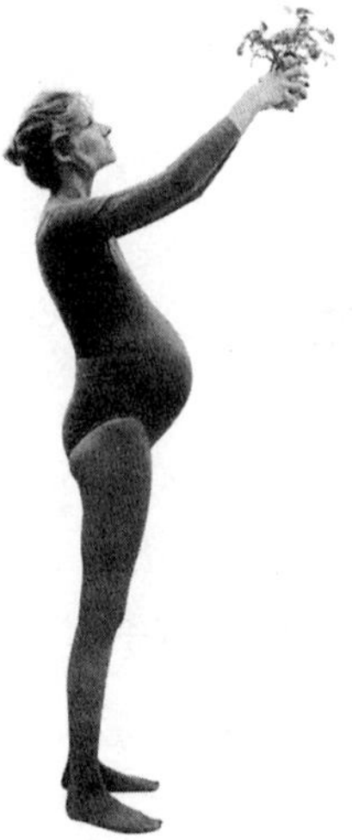

X – 태아의 체중 때문에
허리를 필요 이상으로 사용한다.

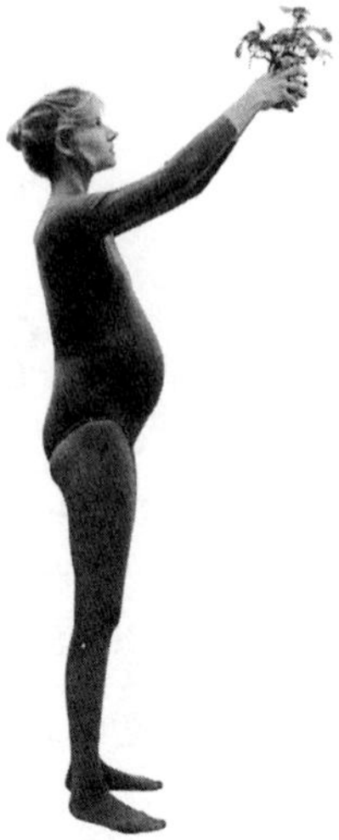

O – 머리가 척추를 이끌어
길어지고 넓어질 때 태아의 체중을
효과적으로 다룰 수 있다.

녀의 머리는 앞과 위를 향해 있어 척추가 길어지고 넓어져 태아의 체중을 효과적으로 다루고 있다.

임신 기간 동안 척추를 넓게 유지하는 것은 매우 중요하다. 아기가 자라면서 몸의 무게중심이 앞으로 더 쏠리면서 허리의 만곡은 앞으로 더 커지게 된다. 따라서 척추를 넓게 사용하여 아기의 체중을 감당할 수 있는 상태가 되는 것이 좋다. 척추가 길어진 상태로 앉아 있는 것은 태아의 체중을 좀 더 효과적으로 다룰 수 있게 해준다.

목과 척추의 정렬 상태에 따라 커다란 차이가 생긴다. 다음의 사진(249쪽)에서 보이는 것처럼 잘못된 구부리기와 올바른 구부리기에서 그 차이가 나타난다. 우측 사진은 재닛이 몸을 구부릴 때 목과 척추가 정상적인 길이를 유지하고 있다. 그녀는 머리가 척추를 이끌어 길어지고 넓어진다고 생각하며 허용하고 있는 것이다. 몸을 앞으로 숙이는 자세를 연습할 때 이처럼 해야 한다.

임신 중에 복부 근육들이 늘어나는 것은 당연한 일이지만 유약해질 필요는 없다. 누워 있는 동안 복부 근육 운동을 하는 것은 효과적이다. 서 있거나 걸어 다니는 동안에 할 필요는 없다. 임신 기간 중에 하루에 2시간 간격으로 누운 상태에서 5회 정도 하복부를 조이는 운동을 추가할 것을 권한다. 배꼽 아래 부분을 손으로 만져보면서 근육의 수축과 이완을 확인할 수 있다. 척추가 길어지고 넓어진다는 것을 자주 인식할수록 복부 근육들은 도움을 받게 된다.

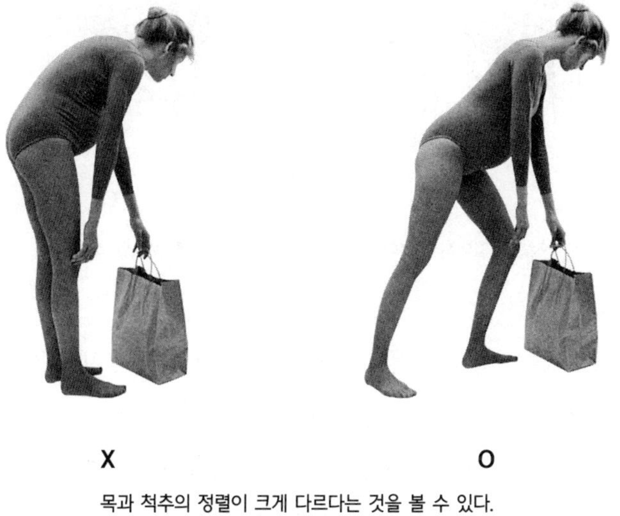

X O

목과 척추의 정렬이 크게 다르다는 것을 볼 수 있다.
목과 척추의 잘못된 사용은 위험할 수 있다.

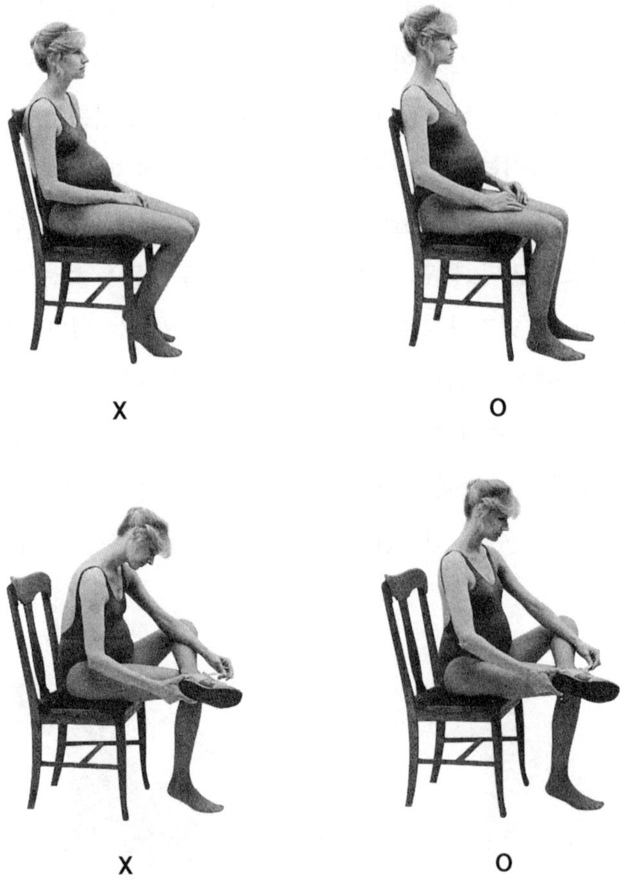

척추가 길어지고 넓어지게 하고 앉았을 때 허리를 보호할 수 있다

복부 근육들이 강하게 유지될수록 임신 기간 동안 체형을 잘 유지하고 출산 후 자신의 몸매를 빨리 되찾게 된다.

재닛은 임신 기간 동안 몸을 올바로 사용하는 것이 얼마나 중요한지에 대해 이렇게 말했다. "내가 가지고 있었던 잘못된 자세 습관 때문에 임신 기간 동안 모든 것을 힘들게 했어요. 몸에 압력이 가해져서 더욱 아픈 거예요. 그래서 척추가 길어지고 넓어진다는 생각을 의식적으로 자주하게 되었어요."

재닛의 경우에는 아기를 출산한 후에 몸의 올바른 사용이 어려워졌다. 아기를 돌보면서 어깨와 등이 구부정해지는 것이었다. 아기를 들어 올리거나 내려놓을 때 등이 굽는 경향이 생겼다. 나는 그녀에게 "당신은 아기를 어떻게 내려놓을지 생각해야 해요. 필요하다면 테이블 높이를 조절하세요"라고 알려 주었다.

수유할 때는 등받이 의자를 사용하는 것이 좋다. 만일 의자가 팔을 받쳐 주지 못할 경우 팔꿈치 밑에 베개를 받친다. 무엇보다 중요한 것은 수유할 때 아기를 큰 베개로 받쳐 주어 수유하기 편한 높이로 올려 준다. 그런 방식으로 몸이 구부정해지지 않도록 한다.

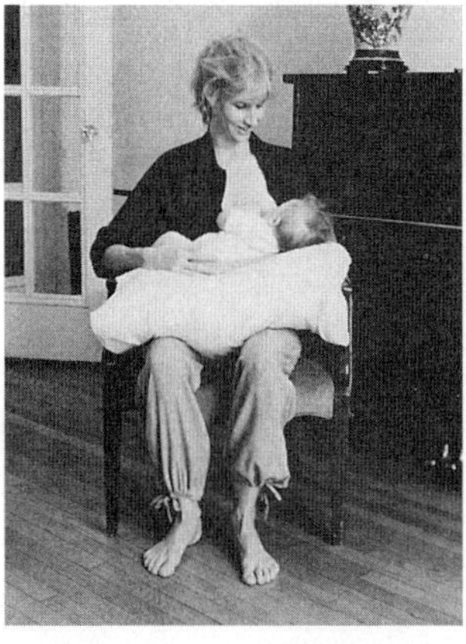

재닛이 보여 주는 자세를 취하면
수유하는 동안 몸이 구부정해질 필요가 없다.

결론

당신은 자연의 가장 아름다운 창조물인 '척추'의 주인이다. 이것은 매우 다양한 기능과 가치를 지니고 있다.

척추 통증은 인간 진화의 산물이 아니다. 따라서 두 발로 걷기 위해 비싼 비용을 치러야 할 필요가 없다. 나는 척추 통증의 해결책이 단순히 알약을 삼키거나 수동적인 치료만 받는다고 좋아지는 것이 아니라는 것을 깨달았다. 척추 통증은 이렇게 단순한 답을 찾을 수 없도록 우리를 무척 혼란스럽게 해왔다.

나는 당신이 알렉산더 테크닉을 즐겁게 생활화한다면 반드시 치유될 것이라 확신하고 있다. 당신의 몸은 마음이 그러하듯 언제나 당신과 함께 하고 있을 것이다. 몸과 마음의 조화로운 관계가 이루어질 때 매일의 삶을 맞이하는 기쁨과 행복감은 더욱 커질 것이다.

감사의 글

무엇보다도 먼저, 물리치료사이자 알렉산더 테크닉 교사인 주디스 트로브에게 감사를 표한다. 그녀는 이 책을 완성하는 데 필요한 많은 자료를 제공해 주었다, 또한 그녀의 변함없는 응원과 도움은 나에게는 그 무엇과도 바꿀 수 없는 것이었다. 원고가 물리치료사 동료들에게 비평 받을 준비가 되었을 때도 주디는 기꺼이 그 일을 맡아 주었다. 그녀는 자신의 많은 지식과 경험을 아낌없이 주었을 뿐 아니라, 수많은 시간을 할애했고 세심한 배려를 아끼지 않았다. 그녀의 적극적인 참여가 아니었으면 이 책은 이만큼 풍성해지지 않았을 것이다.

알렉산더 테크닉 교사 동료들의 도움이 없었더라면 나는 이 책을 쓸 수 없었을 것이다. 그들의 조언과 비평에 깊은 감사를 전한다. 또한 독자들의 이해를 위한 사진 촬영과 테크닉을 시연해 준 것에 대해 깊은 감사를 전하고 싶다. 패멀라 앤더슨, 펄 오수벨, 론 데니스, 조앤 하월, 캐럴린 키타하타, 제인 코스민스키, 주디스 레보비츠, 줄리아 메켄지, 캐럴린 몬카, 루스 벨딩 나르디니, 토머스 M. 나르디니, 마리아 파커, 엘리너 로즌솔, 몰리 스크놀, 제시카 울프, 그리고 앤드루 자바다에게 가슴으로부터 감사를 표한다.

글을 쓰는 초기에 나는 아주 뛰어난 교사인 에리카 덩컨에게 많은 도움을 받았다. 그녀는 내게 내면의 목소리를 듣고 그 소리를 믿고 따라가라는 귀중한 가르침을 주었다.

자신의 경험을 아낌없이 표현함으로써 이 책이 세상에 나올 수 있도록 많은 기여를 한 루스 랜들에게 감사의 말을 전한다. 원고를 세심하게 읽고 귀중한 조언을 해준 의학박사 존 H. M. 오스틴, 의학박사 잭 스턴에게도 감사를 전한다. 그리고 내게 전문적인 도움을 준 마샤 암스테르담, 의학박사 윌리엄 P. 버크스, 랠프 캐플란, 로라 퍼거슨, 진 프랭크, 존 골드스미스, 헨리 그로스먼, 도로테아 폰 해프텐, 레노어 헥트, 아서 라빈, 의학박사 마이클 G. 뉴워스, 주디스 로젠, 의학박사 에드윈 S. 스템플러, 그리고 도나 잘리친에게 큰 감사를 드린다.

해부학적 삽화를 그려준 낸시 샤트와 인체 도면을 그려준 크리스틴 존슨과 함께 일할 수 있어서 영광이었다. 두 분 모두께 감사를 드린다. 캐런 트위디-홈스는 내게 교육용 사진을 위해 자신의 예술적인 감각과 기량을 아낌없이 발휘해 주었다.

편집자인 레베카 하워드, 그리고 발행인인 로마 루빈에게 그들의 숙련된 도움에 대해 감사를 드리고 싶다.

나의 알렉산더 테크닉 학생들과 환자들은 이 책을 쓰기 위한 영감을 주었으며, 알렉산더 테크닉의 효과에 대한 공감과 이해에 큰 기여를 하였다. 내 아이들인 에런과 레아는 나의 글쓰기 작업에 끊임없는 지원을 해주었으며 깊은 이해심을 가지고 나를 응원해 주었다.

그리고 마지막으로 이 책을 출판하는 데 있어서 필요한 원조와 재능을 아낌없이 제공해 준 래리 킹에게 무한하고 깊은 감사를 보낸다.

• 알렉산더 테크닉 Alexander Technique 도서 •

깨어 있는 의식으로 몸과 마음의 잘못된 습관을 바로잡아 생각 · 감정 · 행동 방식을 개선시킴으로써 삶의 질을 높일 수 있다.

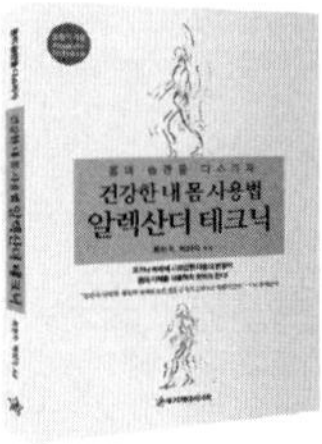

건강한 내 몸 사용법 알렉산더 테크닉

알렉산더 테크닉에 관한 가장 친절한 입문서

하루에도 수백 번 무의식적으로 반복하는 단순한 일상 동작들이 쌓여 여러 통증의 원인이 된다. 알렉산더 테크닉은 일상적인 활동을 하면서 골격을 효율적으로 정렬하고 근육을 잘 사용함으로써 잘못된 자세 습관에 의한 문제를 치유시켜 준다.

• 최현묵, 백희숙 지음 | 335쪽 | 16,000원

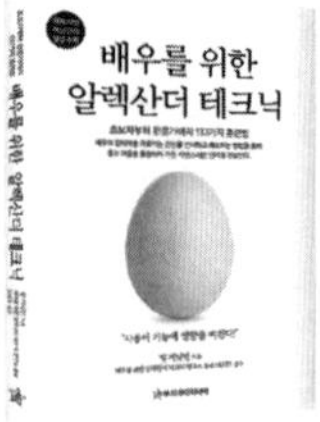

배우를 위한 알렉산더 테크닉

영화, 방송, 무대 현장에서 바로 응용할 132가지 연습

배우이자 AT 교사인 저자는 배우로서 가져야 할 올바른 자기 사용을 위한 움직임, 호흡, 목소리, 감정 등을 어떻게 다루고 훈련할지에 대한 실용적인 방법들을 제공한다.

• 빌 커닝턴 지음 | 배우를 위한 알렉산더 테크닉 연구소 옮김 | KATA 감수 | 253쪽 | 13,000원

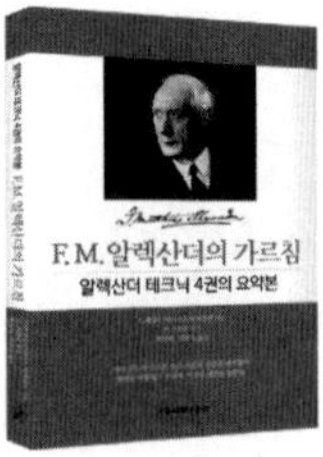

F. M. 알렉산더의 가르침

창시자인 알렉산더가 남긴 4권의 저서가 이 한 권에

130여 년 전 알렉산더 테크닉을 창시한 F. M. 알렉산더는 단 4권의 저서를 남겼다. 그가 자신의 저서에서 밝히고자 했던 주장이 이 한 권에 요약 정리되어 있다.

• 프레더릭 마티아스 알렉산더 지음 | 론 브라운 편집 | 최현묵, 백희숙 옮김 | 255쪽 | 13,000원